Adalberto Llinás Delgado

Gestão integrada da saúde

Adalberto Llinás Delgado

Gestão integrada da saúde

ScienciaScripts

Imprint

Cover image: www.ingimage.com

This book is a translation from the original published under ISBN 978-613-9-18902-1.

Publisher:
Sciencia Scripts
is a trademark of
Dodo Books Indian Ocean Ltd. and OmniScriptum S.R.L publishing group

120 High Road, East Finchley, London, N2 9ED, United Kingdom
Str. Armeneasca 28/1, office 1, Chisinau MD-2012, Republic of Moldova, Europe
Managing Directors: Ieva Konstantinova, Victoria Ursu
info@omniscriptum.com

Printed at: see last page
ISBN: 978-620-8-52096-0

Conteúdo

Autores:
Aleyda Parra Castillo Sandra Gómez Aguirre Kissy Macías Bolívar Pedro Llinás Burgos Gladys Gaviria García Rusvelt Vargas Moranth Adalberto Llinás Delgado

Colaboração do Seminário de Investigação em Nutrição e Saúde Pública.
Adrián Yaseth Vargas López Alejandra Carolina Fontalvo González Andrea Yulidza Stand Muñoz
Camila Johana Zapata Cervera Greydis De la Hoz Manotas Helda Rosa Rivera Muñoz
Jennifer Carolina Mercado Charris
Keila Margarita Fonseca Pérez Keyla Marcela De León Fontalvo Laura Daniela Albor Jiménez
Leidys Paola Sotomayor Salcedo Liliana Marcela Isaza Polo
Luz Divina Diaz Rivera
Maicol David Butajo Noriega
Maria José Castilla Reyes
Nickol Andrea Rivera García
Olga Sofia Caballero López
Valentina Palacín Martínez
Valentina Del Carmen Vargas Romero
Yurainis Paola Ruiz Alvear

Prefácio

A passada pandemia de Covid-19 veio significar que devemos fazer uma pausa, que é tempo de refletir e considerar novos rumos na saúde. É tempo de inovar o velho modelo flexneriano que, apesar de toda a sua aplicação e sucesso em diferentes países do mundo, não é a solução para os graves problemas no campo da saúde pública, como tem sido demonstrado pelas fortes implicações económicas a nível mundial.

Com a chegada do novo milénio, que trouxe consigo novas tecnologias que podem ser utilizadas na medicina, é imperativo mudar o modelo de saúde em todas as áreas, no sentido de passar de um modelo curativo para um modelo preditivo, para o qual os médicos devem adquirir novas competências, não só no campo da medicina, mas também no campo da administração, Não só no campo da medicina, mas também no conhecimento da administração e, assim, poder estabelecer uma gestão integral da saúde, gerindo de forma óptima os recursos de que um país dispõe, para não ter de gastar enormes recursos económicos devido à chegada de acontecimentos graves, como aconteceu no passado, quando os governos tiveram de gastar o que não estava orçamentado.

Por esta razão, o documento académico expõe nos argumentos seguintes o porquê, o quê, onde, como e as ferramentas que podem ser utilizadas para fazer avançar a implementação da gestão integrada da saúde no país, que é urgentemente necessária para beneficiar plenamente da medicina do século XXI.

O país não pode virar as costas aos novos desenvolvimentos tecnológicos que estão a revolucionar todos os conceitos da ciência, onde a medicina não poderia tornar-se uma ilha, para isso é que é necessária uma visão do mundo, onde a medicina não só cumpra a sua função reparadora, mas muito pelo contrário, ser capaz de antecipar para que não volte a acontecer como a pandemia de Covid-19 onde, por falta de previsão e antecipação, muitos habitantes do mundo tiveram de partir, deixando-nos a todos uma lição a ultrapassar, como por exemplo mudar radicalmente a forma de abordar o estudo e a prática médica após esta pandemia devastadora.

Capítulo 1

Um novo desafio

Na sociedade para a qual estamos a caminhar rapidamente, o recurso fundamental é o conhecimento Peter Drucker.

"Os planos são inúteis, mas o planeamento é indispensável." Dwight D. Eisenhower

Ninguém falava de uma pandemia até que, há alguns anos, surgiu o coronavírus, que de repente mudou as nossas vidas e nos obrigou a sair da nossa zona de conforto e a fazer as coisas de forma diferente. A vida na era da COVID-19 é totalmente nova e inesperada e talvez nenhum de nós esteja em posição de afirmar que está preparado para esta situação. A emergência acabou, mas o vírus ainda está connosco. Este novo desafio permite-nos abordar melhor as doenças emergentes entre os determinantes da saúde e prepara-nos para implementar modelos de resposta atempados e eficazes para o próximo evento epidemiológico.

Por conseguinte, é preciso estar preparado para resolver problemas sociais em que é necessária uma utilização óptima dos recursos, que, como sempre, são limitados e escassos; para tal, são desenvolvidas estratégias, políticas e procedimentos de acordo com conceitos e técnicas de gestão em evolução. No seu livro How to Avoid the Next Pandemic (Como evitar a próxima pandemia), o famoso filantropo Bill Gates exorta-nos a estarmos totalmente preparados: "Não devemos assumir que a próxima ameaça pandémica será exatamente como a Covid-19. Vai afetar os jovens. O impacto pode ser maior nos adultos mais velhos, ou pode também propagar-se através da aderência a superfícies ou através de fezes humanas. Pode ser mais contagiosa e propagar-se mais facilmente de pessoa para pessoa. Ou pode ser mais mortal. Ou, pior ainda, pode ser mais mortal e contagiosa.

Para responder a estes desafios, é essencial uma gestão integrada da saúde baseada no desenvolvimento de modelos eficazes de gestão da saúde a partir de uma identidade de saúde colectiva, em diálogo com as ciências biomédicas básicas e clínicas, bem como com as ciências sociais, económicas, ambientais e científicas. A política e a demografia são os desafios actuais e futuros da nossa sociedade. Por conseguinte, as competências e aptidões de gestão dos sistemas de saúde são essenciais para assegurar o crescimento e a eficiência contínuos. Um profissional de saúde pode ser altamente qualificado na sua área, mas, ao mesmo tempo, pode não ter experiência e formação específicas em gestão, ou ser um especialista nesta área e não estar ciente das questões de saúde pública. A gestão não pode ser a mesma para todos os sectores, especialmente no que diz respeito às instituições de saúde.

Atualmente, a procura de cuidados médicos por parte das pessoas é muito importante. Este fenómeno não é novo, mas com o passar do tempo, o número e a complexidade tornam-se óbvios, reflectindo um dilema a longo prazo para as instituições e os profissionais de saúde. Os sistemas de saúde devem ser concebidos para satisfazer as necessidades de serviços e as funções sociais daí resultantes. Um sistema de saúde é uma relação bem articulada entre recursos, finanças, organização e gestão para prestar cuidados adequados e atempados aos utilizadores do sistema. Uma gestão eficaz será capaz de atingir os objectivos definidos nos diferentes programas de saúde e, assim, responder às necessidades da sociedade.

A prioridade do sistema de saúde deve ser o desenvolvimento da capacidade de gestão dos seus responsáveis. Assim, a gestão de sistemas de saúde requer um conjunto de conhecimentos, habilidades, técnicas e competências que formam um equilíbrio harmonioso que prepara o gestor e lhe permite realizar uma série de acções para atingir os objectivos estabelecidos na solução de problemas prioritários. Na Gestão da Saúde, é necessário ter um conhecimento amplo e abrangente do sistema; por isso, o seu trabalho vai para além da gestão de clínicas, hospitais, departamentos médicos ou centros de saúde, e em qualquer um destes cenários deve ser capaz de lidar com o planeamento, execução, controlo, monitorização e feedback (PLECOSER), o que requer um vasto conhecimento na área da saúde.

Um ambiente em que as posições de liderança do sistema devem ser preenchidas por profissionais formados para tomar decisões complexas, ao mesmo tempo que é muito difícil equilibrar as flutuações de escala para alcançar um equilíbrio entre necessidades e recursos. Por vezes, os gestores não são claros quanto ao seu papel e às suas expectativas; por conseguinte, a ideia central é o desejo de se posicionarem numa hierarquia sem formação, concentrando-se apenas na imagem ou na autoridade. O desenvolvimento profissional é a chave do sucesso na gestão dos cuidados de saúde. Os gestores de cuidados de saúde devem tomar medidas para avaliar, desenvolver e aperfeiçoar as competências pessoais e profissionais essenciais para manter a sua competência.

A maioria dos programas de formação centra-se na prática clínica tradicional, com ênfase nas principais doenças, mas os líderes institucionais serão desafiados a alterar esta dinâmica.

No futuro, os gestores de cuidados de saúde terão de adotar uma abordagem que envolva mais os doentes no autocuidado, oferecendo alternativas à prática atual. Fazer com que o pessoal interaja com os doentes sem os consultar, evitando assim o congestionamento e a sobrelotação, reduzindo a carga no

local de prestação de cuidados.
Alguns autores interrogam-se sobre quem deve gerir os serviços de saúde. Paradoxalmente, é persuasivo dizer que um profissional de saúde não está qualificado para liderar, embora seja provável que tenha a confiança e a cooperação de todo o pessoal e, por conseguinte, esteja em melhor posição para tomar decisões.
Por outro lado, é referido que os profissionais com formação específica em administração, não ligados à área da saúde, têm excelentes capacidades de gestão quando ocupam um cargo de direção em instituições de saúde. Sem delimitar esta polémica, é evidente a necessidade de formar os trabalhadores do sector em competências administrativas com modelos validados de intervenção na área da saúde para que possam participar ativamente na tomada de decisões.
Temos que entender que uma boa administração na área da saúde não é uma panaceia que por si só resolverá todos os problemas, mas permitirá formar uma organização com processos eficientes, estabelecendo uma estrutura analítica de acentuada utilidade na prática dos cuidados de saúde nas comunidades, centrada na qualidade e humanização dos serviços prestados.
A implementação do modelo preventivo é um grande desafio que deve ser enfrentado. Em 2010, o Dr. Adalberto Llinás, num artigo intitulado "Avaliação da qualidade dos cuidados de saúde, um primeiro passo para a reforma do sistema", enquadrado na necessidade imanente do direito à saúde como princípio fundamental, sugeriu "a necessidade de gerar modelos de qualidade assistencial centrados no ser humano, priorizando a saúde sem descuidar a cobertura" ... Esta reflexão sugere "a necessidade de gerar modelos de qualidade assistencial centrados no ser humano, priorizando a saúde sem descuidar a cobertura". Esta reflexão sugere "a necessidade de gerar modelos de qualidade de cuidados centrados no ser humano, dando prioridade à saúde sem descurar a cobertura" ... a criação de "um modelo de saúde centrado na qualidade é um imperativo ético, que deve partir da academia, com ampla participação dos cidadãos". Tudo indica que esta reflexão poderá tornar-se uma realidade na Colômbia e será, sem dúvida, um tema digno de ser explorado pela academia.
Neste documento, o grupo de investigadores da Faculdade de Nutrição e Dietética da Universidade do Atlântico propõe algumas linhas e conceitos para a implementação de um modelo de gestão que, sem pretender ser exclusivo ou exaustivo, estabelece uma base sólida para conseguir a implementação de sistemas de saúde centrados no paciente, prestando cuidados atempados e eficientes com protocolos baseados na evidência científica atual e com

investimentos custo-efectivos na saúde individual e colectiva, dando prioridade à prevenção, aos cuidados primários e à preparação para enfrentar eficazmente os problemas actuais e que, ao mesmo tempo, nos possam deixar preparados para o futuro. O modelo conduz a investimentos que incluem o reforço dos centros de cuidados primários, o investimento em laboratórios, a investigação, a proteção do talento humano e a vigilância epidemiológica.

A reforma da saúde apresentada em 13 de fevereiro de 2023 pelo governo nacional, no seu artigo 68.º, estabelece a necessidade de cursos de reciclagem em administração hospitalar de dois em dois anos para os diretores das instituições de saúde estatais. A Colômbia tem uma população de cerca de 48,3 milhões de habitantes, de acordo com o Censo de 2018, 97% dos quais estão cobertos por um dos dois planos de saúde obrigatórios. O regime subvencionado tem uma adesão de mais de 23 milhões de pessoas; o regime contributivo tem 21 milhões de membros e estima-se que existam 2,4 milhões de pessoas nos regimes isentos (DANE).

É necessário sublinhar que a população colombiana está a envelhecer rapidamente e suporta um sistema semelhante ao dos países membros da OCDE. A população adulta constitui a maioria da população e tem um elevado risco de contrair doenças não transmissíveis, o que é demonstrado pelo elevado número de consultas por pessoa e por ano. Esta população adulta sofre de muitas patologias que, na maioria dos casos, podem ser prevenidas, o que se manifesta numa percentagem mínima, 10% da população consome 80% dos recursos de saúde.

Em termos de distribuição, o crescimento da população residente nas grandes cidades está a acelerar. Entre 1985 e 2014, o crescimento foi de 13%, atingindo 76,3% da população colombiana. Estima-se que, em 2050, 85% da população residirá nas maiores cidades da Colômbia.

O perfil epidemiológico colombiano mostra que a principal causa de morte na população adulta continua a ser a doença isquémica do coração, que representa 48,16% dos óbitos; as doenças cardiovasculares, com 29,69%, são responsáveis pelas mortes em adultos; As doenças cerebrovasculares com 24,07% e as complicações relacionadas com a hipertensão arterial e afecções similares com 9,97%; as neoplasias e as causas externas foram a segunda e terceira causas de morte na população geral com 17,42% e 17,33% da mortalidade total, respetivamente.33% da mortalidade total, respetivamente.

Nos homens, o cancro do estômago é a principal causa de morte por neoplasias, os tumores malignos dos órgãos digestivos e do peritoneu, com exceção do estômago e do cólon, são a segunda causa, e a terceira causa de morte é atribuída ao cancro da próstata.

Nas mulheres, a principal causa de morte por neoplasias é o cancro dos órgãos digestivos e do peritoneu, com exceção do estômago e do cólon. Em segundo lugar estão os tumores malignos de outras localizações indeterminadas e em terceiro lugar o cancro da mama, com prognósticos de aumento constante ao longo do tempo.

O estudo das causas externas mostra que as mortes violentas são a principal causa de mortalidade entre os homens, com a seguinte distribuição: os homicídios representam 53,43% dos óbitos, os acidentes de viação 18,59% e, em terceiro lugar, os suicídios. A mortalidade por doenças transmissíveis tem tido uma tendência decrescente ao longo do tempo, enquanto as doenças respiratórias agudas representam 48,21% da mortalidade e as mortes por VIH/SIDA atingem 17,79%.

Por sua vez, as doenças de alto custo são eventos de grande importância em saúde pública diretamente relacionados com factores económicos elevados, como a doença renal crónica terminal, com necessidade de terapêutica de substituição ou transplante renal, associada a hipertensão arterial, diabetes mellitus ou ambas, e cuja ocorrência tem vindo a aumentar nos últimos 5 anos. Além disso, a obesidade em pessoas com idade entre 18 e 64 anos vem aumentando; sua porcentagem em 2015 foi 20% maior que em 2010, passando de 13,70 casos para 16,50 por 100 pessoas. Para esta população, a obesidade é encontrada em 75% mais mulheres do que homens, com uma diferença absoluta de 8,6 mulheres com maior obesidade por 100; sendo 19% maior na cidade do que no campo, finalmente, pode ocorrer em 26% mais em pessoas sem qualquer educação, em relação àquelas com ensino superior.

Por outro lado, cerca de 82% das mortes ocorridas em crianças com menos de cinco anos de idade são observadas antes do primeiro ano de vida e são geralmente atribuídas a distúrbios congénitos, distúrbios respiratórios e outras patologias que ocorrem na fase perinatal, infecções respiratórias agudas e sepsis bacteriana. Para as crianças entre um e quatro anos de idade, as altas taxas de mortalidade são devidas a factores externos cuja incidência tem vindo a diminuir de 19,01 em 2005 para 12,86 mortes por 100.000 em 2015.

Na população de crianças com menos de cinco anos de idade, a mortalidade continua, mas a aumentar, devido a doenças como a diarreia aguda e as doenças respiratórias. A mortalidade por desnutrição continua, com 80% desta prevalência entre os 50% da população com maior percentagem de pessoas com necessidades básicas insatisfeitas. Existem fortes e indesejáveis diferenças entre as diferentes regiões, departamentos e municípios, demonstrando dificuldades de iniquidade em saúde.

Para além do exposto, em termos de alterações nos quadros epidemiológicos, na Colômbia estão a desenvolver-se alterações no ambiente sociocultural da sociedade, ou seja, no seio da família, variações e dificuldades, bem como novas estruturas ou tipos de família. Na segunda metade do século XX, verificou-se um aumento caraterístico do número de uniões matrimoniais de facto entre casais, onde as separações familiares se multiplicaram exponencialmente nos últimos 30 anos. Nesta mesma condição, a Colômbia ocupa o primeiro lugar entre os países do mundo onde as crianças são procriadas por casais sem uniões matrimoniais formais; e 50% das separações de uniões envolvem pelo menos duas uniões anteriores. A prevalência destas acções é equilibrada pelo carácter social dos agregados familiares e, por conseguinte, pelos tipos de famílias que estão atualmente a ser constituídas na sociedade colombiana.

De igual modo, uma situação que se verifica nos agregados familiares colombianos há algumas décadas é a mudança do chefe de família de homem para mulher. No ano 2000, 25% dos chefes de família eram mulheres, em 2005, essa percentagem subiu para 28% e, em 2010, para 30%. Em 2015, tinha aumentado para 34%. Isto demonstra a tendência crescente da transferência da chefia dos agregados familiares colombianos, em que são as mulheres que estão no comando. Este aumento observa-se tanto nas grandes cidades como nas zonas rurais.

Outro tema de grande importância para os países é o da saúde mental. Neste sentido, pelo menos 40,1% dos colombianos sofreram em algum momento de um transtorno mental, principalmente de ansiedade, como consequência da falta de apoio emocional e do uso de substâncias psicotrópicas. Como resultado do conflito, 20% da população tem algum grau de depressão, 91% tem ansiedade e 14% tem psicose; sem ignorar o facto de que, nos últimos 14 anos, foram contabilizadas 3.700.381 pessoas e 846.381 pessoas.700.381 pessoas e 846.655 famílias foram deslocadas; como produto da violência, tornou-se um problema de saúde pública, demonstrando a necessidade urgente de reforçar os programas de prevenção da saúde mental e, por conseguinte, os programas de gestão integral no seio da família.

Outro elemento de grande importância para a sociedade colombiana, de acordo com o relatório publicado pela Associação Colombiana para a Proteção de Menores Abusados, é o aumento da violência social, onde a violência doméstica tende a ser a mais representada. Dentro desta violência intrafamiliar é possível estabelecer a violência entre parceiros, onde o género feminino é a principal vítima, seguida da violência infantil, que é um fator negativo para o desenvolvimento normal da família.

Em suma, a Colômbia está atrasada na definição de diretrizes para os cuidados de saúde primários, que poderiam tornar-se uma pedra angular para o avanço de novas abordagens de formação que tenham em consideração as novas tecnologias da informação e da comunicação que contribuem para promover uma abordagem holística da saúde, integrando os ramos biológico, ambiental e social em que a vida se desenvolve, e ser capaz de reforçar o poder de resolução nos primeiros níveis de cuidados, bem como a continuidade e a integralidade do processo de cuidados. Por conseguinte, o reforço dos programas de medicina familiar e comunitária, centrados nos cuidados de saúde primários e na saúde familiar, é atualmente uma necessidade real.

É também de salientar que, para se conseguir um sistema de saúde eficiente, a formação de talentos humanos não deve ser ignorada. A necessidade do ensino à distância, que se generalizou após a pandemia, remete-nos para um *Dèjá vu* dos tempos em que o ensino era feito através da rádio nacional, mas é evidente que o futuro do ensino da saúde com um sistema exclusivamente presencial tem os dias contados. Sabemos agora que as salas de aula que incentivam o debate e o diálogo entre os alunos, bem como a colaboração, activam melhor a neuroplasticidade e conduzem a melhores resultados de aprendizagem, pelo que a utilização da virtualidade pode levar a um maior envolvimento professor-aluno. Um emparelhamento para uma interação óptima na partilha de conhecimentos.

Esperamos que este livro contribua para uma visão holística do processo de formação académica, entendendo que a formação produz conhecimento, mas também deve contribuir para a formação de pessoas melhores.

Contribuição dos estudantes de Administração Geral de Saúde para este capítulo

"Um Novo Desafio" é uma análise crítica e um comentário sobre os desafios do sistema de saúde na Colômbia e a forma de os enfrentar no futuro. O texto abrange uma vasta gama de tópicos relacionados com a gestão da saúde e oferece uma visão abrangente dos problemas e oportunidades neste domínio. Alguns pontos-chave são apresentados a seguir:

- A pandemia como ponto de viragem: O texto começa por destacar a forma como a pandemia de COVID-19 mudou radicalmente a vida das pessoas e sublinha a necessidade de nos prepararmos para futuros eventos epidemiológicos. Este enfoque na preparação para as crises sanitárias é fundamental e mostra uma consciência da importância do planeamento e da gestão da saúde.
- Gestão integrada da saúde: A ênfase é colocada na importância de uma gestão eficaz e multidisciplinar do sistema de saúde, que englobe não só aspectos médicos mas também sociais, económicos e ambientais. Isto reflecte

uma compreensão profunda da complexidade do sistema de saúde e da necessidade de abordar os problemas a partir de múltiplas perspectivas.

- Formação dos profissionais de saúde: É mencionada a necessidade de formar os profissionais de saúde em competências de gestão, o que é essencial para garantir um sistema de saúde eficiente. A formação não deve limitar-se apenas à prática clínica, mas deve também incluir aspectos de administração e gestão.
- Importância da boa governação na saúde: É salientado que uma governação eficaz não resolverá todos os problemas de saúde, mas pode contribuir para processos eficientes e cuidados de qualidade centrados no doente.
- Problemas de saúde específicos da Colômbia: O texto apresenta dados relevantes sobre a situação da saúde na Colômbia, incluindo o envelhecimento da população, as doenças crónicas, as elevadas taxas de mortalidade por doenças cardiovasculares e as disparidades regionais em matéria de cuidados de saúde. Estas questões são fundamentais para compreender os desafios que o sistema de saúde colombiano enfrenta.
- Modelo preventivo e cuidados centrados no doente: É mencionada a necessidade de adotar uma abordagem mais preventiva dos cuidados de saúde e de envolver os doentes nos autocuidados. O objetivo é reduzir o congestionamento das instalações de cuidados.
- Saúde mental e violência: É salientada a importância de abordar os problemas de saúde mental e a violência, que são preocupações significativas na Colômbia. Isto reflecte o entendimento de que a saúde não se limita apenas aos aspectos físicos, mas inclui também aspectos mentais e sociais.
- Educação para a saúde: O texto discute a necessidade de adaptar a educação para a saúde às mudanças tecnológicas e a importância do ensino à distância. Salienta igualmente a importância de incentivar o debate e a colaboração entre os estudantes para uma aprendizagem eficaz.

De um modo geral, "Um Novo Desafio" apresenta uma análise exaustiva da situação da saúde na Colômbia e descreve as principais soluções e abordagens para enfrentar os desafios futuros. Destaca a importância de uma gestão eficaz, da formação de profissionais de saúde em competências de gestão e da atenção a problemas de saúde específicos da sociedade colombiana. Reconhece também a necessidade de se adaptar às mudanças tecnológicas no ensino da saúde para produzir profissionais mais competentes e completos.

Questionário

d. Qual é um dos principais desafios em matéria de saúde na Colômbia mencionados no documento?

a) Falta de acesso aos cuidados de saúde

b) Aumento da obesidade
c) Escassez de profissionais de saúde
d) Baixa qualidade dos serviços de saúde
Resposta: b) Aumento da obesidade
2. O que é referido como uma necessidade na formação académica no domínio da saúde?
a) Reforço dos programas de saúde mental
b) Melhorar os cuidados de saúde primários
c) Formação de profissionais de gestão
d) Implementação de um modelo de cuidados centrado no doente
Resposta: c) Formar profissionais de gestão.
3. Qual é uma das lacunas do documento mencionadas na crítica?
a) Falta de dados actualizados
b) Ausência de recomendações específicas
c) Pouco aprofundamento do ensino à distância
d) Falta de debate sobre a equidade nos cuidados de saúde
Resposta: b) Nenhuma recomendação específica
4. Qual é um dos impactos da pandemia mencionados no documento?
a) Aumento da violência doméstica
b) Escassez de recursos no sistema de saúde
c) Aumento da procura de cuidados médicos
d) Diminuição da obesidade na população
Resposta: c) Aumento da procura de cuidados médicos
5. Qual é uma das competências e aptidões de gestão do sistema de saúde mencionadas no documento?
a) conhecimento das ciências biomédicas de base e clínicas
b) Experiência na administração de instituições de saúde
c) Competências de resolução de problemas sociais
d) Compreender os desafios demográficos e políticos
Resposta: d) Compreender os desafios demográficos e políticos

Perguntas abertas

1. Quais são os desafios específicos que a gestão dos sistemas de saúde enfrenta, tal como são referidos no texto?
2. Como é que se refere que a violência doméstica e a saúde mental estão relacionadas?
3. Considera que o nosso sistema de saúde atual está preparado para uma pandemia ou crise epidemiológica?
4. Qual é a ideia principal que se destaca sobre a pandemia de COVID-19 e o seu impacto na gestão da saúde?

5. Qual é a mensagem final do texto em relação à formação académica em saúde?

Capítulo 2

Modelo Formativo de Partilha de Conhecimentos: Construindo o Contexto de um Novo Cenário Pós-Pandémico

Contexto de um novo cenário pós-pandémico

A natureza deu-nos as sementes do conhecimento, não o conhecimento em si.

Séneca

O processo educativo faz parte do nosso mundo. As pessoas decidem integrá-los e modificá-los quando se sentem frustradas. A filosofia da educação fornece a orientação teórica necessária para não nos perdermos no processo de aprendizagem. A educação para a saúde não pode acontecer espontaneamente; requer uma série de influências educativas organizadas e dirigidas, centradas no modelo de pessoa que se está a formar. Começamos por rever o progresso historicamente significativo da educação para a saúde, que foi abalado durante a recente pandemia causada pelo vírus SARS Cov 2. Depois de ter surgido a evidência da ameaça representada por estes vírus, a educação acelerou o desenvolvimento da ciência a níveis exponenciais, a fim de adquirir os conhecimentos necessários para desenvolver vacinas contra eles.

A formação dos profissionais de saúde, no seu desenvolvimento, preservou largamente as disposições do Relatório Flexner de 1910 e da Declaração de Edimburgo II de 1993, criando as condições e orientações necessárias para a formação óptima dos futuros profissionais.

No modelo tradicional de ensino flexnerista com epistemologia positivista, a formação pré-graduada nas profissões da saúde é caracterizada por um ciclo de aprendizagem com ênfase no conteúdo, em que os estudantes aprendem várias disciplinas no âmbito das ciências básicas e, em seguida, desenvolvem o ciclo de tópicos clínicos a partir da semiótica, combinados com conceitos de investigação.

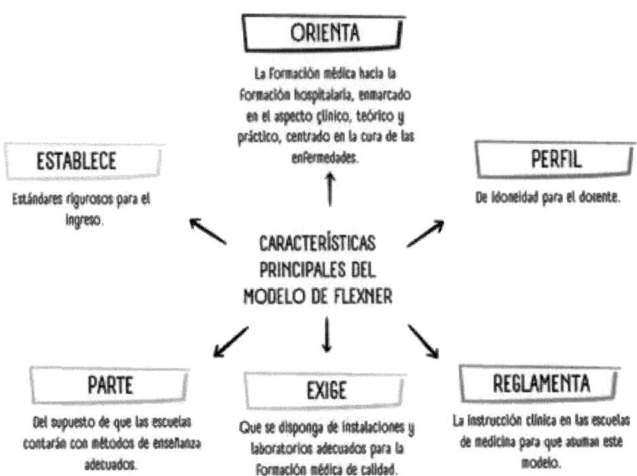

Figura 1: Principais caraterísticas do modelo flexneriano

As inovações nos currículos actuais enquadram-se em torno de uma maior flexibilidade, do reforço das competências de investigação e da virtualidade. O adjetivo flexneriano foi cunhado para os programas de formação médica com uma divisão clara entre a fase inicial do programa ou disciplina principal, o segundo ciclo dedicado à investigação contínua e ao desenvolvimento de competências, e a investigação; este modelo é amplamente utilizado pela maioria das escolas médicas da América Latina. No entanto, no mundo da educação em constante mudança, onde a tecnologia e a inovação são sempre protagonistas, estamos a assistir a um renascimento da aprendizagem baseada em projectos, uma abordagem que tem o potencial de mudar a forma como pensamos a aprendizagem, em que os estudantes são criadores activos do processo de aprendizagem e do conhecimento, e não apenas seus promotores. Pensar fora da caixa e encontrar soluções criativas para os problemas que surgem faz parte do desafio da partilha de conhecimentos.

Alguns investigadores, com os quais concordamos plenamente, analisaram a situação atual e concluíram que, tendo em conta a mudança das práticas no domínio da saúde, os estudantes devem aprofundar os seus conhecimentos em ciências humanas, administração, epidemiologia clínica, ciências exactas, tecnologias da informação e da comunicação. Os métodos de formação devem ser alargados das salas de aula das universidades e dos hospitais à comunidade local.

Atualmente, as mudanças na ciência estão a avançar rapidamente com as tendências e as novas necessidades de saúde. Isto levanta a possibilidade de contribuir para o domínio mais vasto da saúde, onde o conhecimento deve ser integrado na cultura, uma vez que, ao longo do tempo, aquilo a que chamamos Homo Sapiens se torna aquilo em que acreditamos. Os pressupostos acima referidos fazem parte dos novos desafios a ter em conta enquanto responsáveis pelo desenvolvimento dos actuais programas de investigação no domínio da saúde.

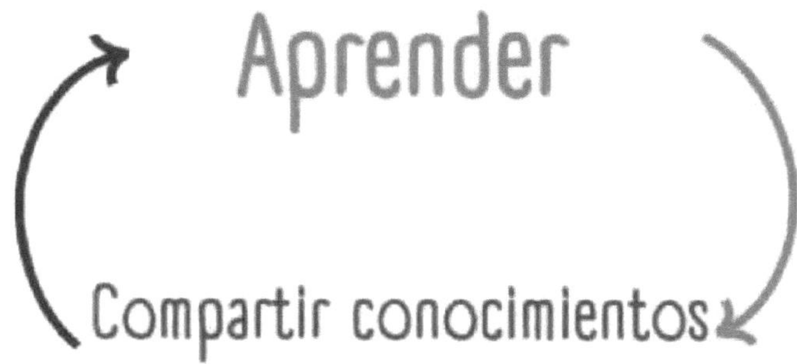

Figura 2. Ciclo de Aprendizagem nas Ciências da Saúde

O desenvolvimento de currículos com maior ênfase em estudos laboratoriais de ciências básicas, o reforço dos acordos de ensino-serviço entre instituições de saúde e universidades e a utilização de novas ferramentas tecnológicas de comunicação proporcionaram maiores oportunidades para a formação de novos profissionais de saúde.

Desde que Flexner apresentou a sua proposta até hoje, muitas mudanças na prática médica levaram à necessidade de propor uma revisão abrangente dos programas de formação dos profissionais de saúde, centrada no desenvolvimento esperado dos profissionais nesta nova sociedade do conhecimento.

Os programas de formação adoptaram conceitos dos investigadores Jean Piaget e Lev. Semenovich Vygotsky; estes sugerem o desenvolvimento de estratégias didácticas novas e inovadoras, todas elas relevantes para o contexto profissional; os estudantes devem ser treinados para analisar várias situações à sua volta, sendo capazes de implementar soluções viáveis, práticas, lógicas e concretas. É possível considerar a grande influência no domínio da saúde, que tem sido estudada e analisada em profundidade por diferentes autores ao longo das últimas décadas.

Muitos investigadores sublinharam a sua grande influência, afirmando que: Dentro do universo positivista do flexnerianismo existe uma equação bem delineada que foi reflectida e moldada, que se impôs ao mundo ao longo do tempo: onde a qualidade da formação dos profissionais de saúde é igual à capacidade de dominar e aplicar corretamente os princípios que se encontram nas disciplinas biológicas e clínicas da saúde. Sem dúvida, a educação em saúde ainda gira em torno dos pressupostos cognitivos de Flexner e qualquer tentativa de mudar os currículos implementados pelas academias começa com o reconhecimento dos seus princípios. Um exemplo típico é a oferta de uma estrutura de cursos baseada não só em disciplinas científicas, mas também em grandes e importantes tópicos de saúde, e até cursos baseados na formação em diferentes contextos. Estas propostas de desenvolvimento curricular estão claramente enquadradas na hegemonia postulada por Flexner.

Algumas instituições académicas estabeleceram a formação profissional desde a licenciatura no ciclo clínico até à pós-graduação em especialidades médicas e cirúrgicas; utilizando o método de Aprendizagem Baseada em Problemas, em que um processo de análise reflexiva é desenvolvido pelo estudante para dar soluções a cada caso clínico, o que permite o desenvolvimento do juízo clínico como parte das competências profissionais (genéricas e específicas) que serão alargadas semestralmente.

A estratégia pedagógica baseada na resolução de problemas como modelo educativo a seguir, atualmente existente tanto em McMaster como em Harvard, com a implementação de programas de formação de tutores para poderem empregar esta estratégia numa seleção de casos documentados. Um dos argumentos a favor deste modelo é o facto de ser capaz de orientar casos clínicos através da integração das ciências básicas e clínicas. Como qualquer nova abordagem que procura mudar a forma como os processos educativos são entendidos, a aprendizagem baseada em problemas é vista como um passo adequado para se afastar da velha forma de ensinar o conhecimento do professor para o aluno.

Novos modelos inovadores, como o da Faculdade de Medicina da Universidade Autónoma de Barcelona (UAB), promoveram o ensino das ciências da saúde, com um modelo integrado que reúne os estudos de medicina, áreas da saúde e fisioterapia no mesmo contexto educativo.

O impacto da inclusão das tecnologias da informação e da comunicação no processo educativo foi tal que foram criados programas e especialidades médicas com currículos que passaram da aprendizagem presencial para a aprendizagem virtual.

A Universidade de Nova Iorque criou um currículo multidisciplinar onde é dada formação aos futuros licenciados em áreas como workshops de competências informáticas, caraterização de recursos informáticos, apoio na criação de estratégias de investigação baseadas em evidências, entre outras competências. Por seu lado, a Medical University of South Carolina integra a aprendizagem da informática e das tecnologias informáticas numa disciplina obrigatória nos primeiros semestres.

A formação dos profissionais das ciências da saúde deve dar origem a um título de especialista essencial e autónomo que demonstre na prática uma competência profissional transversal e específica. Ao atribuir o grau académico, a universidade certifica ou reconhece a competência dos diplomados, que não deve pôr em perigo os doentes, a sociedade ou qualquer um dos seus membros.

Quadro 1. Proposta de novas disciplinas para medicina, enfermagem e fisioterapia

Curso	Sem.	Assunto	Carácter	ECTS	Assunto
Medicina					
1	1	Introdução ao ciências da saúde	FB	6	Propedêutica de a ciências do saúde
		Biologia celular	FB	6	Biologia
	Anual	Anatomia Humana I	FB	9	Anatomia humano
		Biofísica	FB	7	Física
		Bioestatística	FB	6	Estatísticas
		Bioquímica humana e biologia molecular	FB	12	Bioquímica
2	1	Psicologia médica	FB	6	Psicologia
		Fisiologia Médica I	FB	8	Fisiologia
	2	Fisiologia médica II	FB	8	Fisiologia
	Anual	Estrutura microscópica de dispositivos e sistemas	FB	6	Histologia
		Anatomia Humana II	FB	9	Anatomia humana
		Total da formação de base		**83**	
Enfermagem					
1	1	Estrutura do corpo humano	FB	6	Anatomia humano
		Ciências psicossociais	FB	6	Psicologia
		Funções do corpo humano I	FB	6	Fisiologia
		Metodologia científica e bioestatística	FB	6	Estatísticas

		Disciplina		ECTS	Área
		Cultura, sociedade e saúde	FB	6	Sociologia
	2	Comunicação e TIC	FB	6	Comunicação
		Funções do corpo humano II	FB	6	Fisiologia
		Nutrição	FB	6	Nutrição
		Total da formação de base		**66**	
Fisioterapia					
1	1	Anatomia Humana I	FB	6	Anatomia humana
		Bases biológicas do corpo humano	FB	9	Fisiologia
		Biofísica e biomecânica	FB	6	Biofísica
		Metodologia científica e bioestatística	FB	6	Estatísticas
	2	Função do corpo humano	FB	9	Fisiologia
		Anatomia humana	FB	6	Anatomia humana
		Psicologia humana	FB	6	Psicologia
2	1	Conceitos de patologia clínica. Técnicas de diagnóstico	FB	6	Patologia humana
	2	Patologia médico-cirúrgica	FB	6	Patologia humana
		Total da formação de base		**60**	

Fonte: Um modelo de aprendizagem multiprofissional em ciências da saúde: a inovação do ensino como resposta às necessidades emergentes da nossa sociedade.

O quadro 1 apresenta as disciplinas de formação básica dos três graus. Em itálico estão indicadas todas as disciplinas susceptíveis de permitir uma docência partilhada, total ou parcialmente, entre os vários perfis de alunos da faculdade, com base na disponibilidade dos professores, na resposta dada pelos próprios alunos, na avaliação periódica e nos resultados obtidos no processo de aprendizagem.

A partilha de conhecimentos torna-se uma ferramenta pedagógica eficaz que facilita a formulação adequada da aprendizagem.

Talento humano	Inovação Investigação	Capacidade de resposta renovada em situações de risco para a saúde colectiva

Integração do sector social

Figura 3: Intersectorialidade na saúde

A Figura 3 integra a visão da educação interprofissional para intervir na saúde coletiva a partir do conceito de determinantes sociais.

Não podemos completar a nossa compreensão da formação de novos profissionais de saúde sem uma avaliação dos sistemas de saúde locais. Com o aparecimento da SARS Cov 2, a saúde internacional deu lugar à saúde global, o que levou a uma profunda mudança de perspetiva. Os Estados e as instituições já não podem ver a saúde como uma questão limitada pelas fronteiras nacionais, como acontecia no passado. De facto, a saúde global tornou-se tão importante que preocupa cada vez mais os activistas da sociedade civil, como o demonstra o impacto claro nas políticas públicas e nos padrões de despesa em vários países.

O grande aumento do contacto através das fronteiras nacionais, desde as viagens ao comércio, facilitou a propagação de doenças infecciosas de um país para outro e criou um entendimento amplo e abrangente de que as doenças infecciosas podem ser transmitidas de um país para outro.

as doenças infecciosas não conhecem fronteiras. Por outro lado, o desenvolvimento da comunicação eletrónica facilitou a tomada de consciência destas mudanças.

As recentes ameaças à saúde, como a varíola dos macacos, o vírus Mòjiāng e o vírus Langya, são globais e contribuíram grandemente para a consciencialização de que as questões de saúde são agora uma preocupação da sociedade e não apenas dos profissionais *de saúde.*

A saúde mundial tornou-se, de facto, uma preocupação de todos: decisores políticos, financiadores, diplomatas, uma vasta gama de prestadores de serviços de saúde, activistas, grupos da sociedade civil e cidadãos de todo o mundo.

Os intervenientes não estatais tornaram-se cada vez mais necessários e a criação de parcerias globais no domínio da saúde fez deles um aspeto importante a nível internacional. Embora estas parcerias tenham sido criadas para tornar mais eficaz a ajuda sanitária direcionada, os seus mandatos sobrepostos e pouco claros, bem como a sua tendência para se centrarem muito nos problemas, tornaram difícil canalizar os doadores para os países beneficiários e gerir a ajuda externa.

A maioria dos países carece de programas específicos; programas nacionais de investigação que financiem os melhores cientistas. Com uma liderança visível e a adesão a todas as principais iniciativas pandémicas, temos de acompanhar os seus progressos, testar ideias, implementar as mais bem sucedidas e garantir que se transformam em produtos que podem ser rapidamente desenvolvidos. Sem um planeamento adequado, quando ocorrer o próximo grande surto, os governos reagirão e será demasiado tarde, porque teremos de tentar planear enquanto a pandemia já está a alastrar, o que não é a forma correta de proteger a comunidade.

As estratégias de intervenção para surtos ou incidentes de saúde pública devem ser tão claras e rigorosas como as melhores estratégias militares do mundo. O panorama mundial dos cuidados de saúde é cada vez mais marcado por parcerias público-privadas. Assim, o antigo Secretário-Geral das Nações Unidas, Kofi Annan, lançou a Iniciativa de Saúde Global no Fórum Económico Mundial em 2002 para envolver as empresas em parcerias público-privadas para combater o VIH/SIDA, a malária e a tuberculose e melhorar os sistemas de saúde. A importância de fundações como a Fundação Bill e Melinda Gates para a saúde mundial faz com que esta seja atualmente um dos maiores investidores, tendo afetado cerca de 10 mil milhões de dólares à ajuda à saúde mundial. A UNITAID é um mecanismo internacional de aquisição de medicamentos para o tratamento do VIH/SIDA, da tuberculose e da malária. Muitas organizações estão empenhadas em esforços que devem ser articulados e integrados para melhor responder aos crescentes desafios da saúde pública mundial.

Entre os governos nacionais, devemos destacar os esforços dos Estados Unidos, que antigamente operavam principalmente através da Agência dos Estados Unidos para o Desenvolvimento Internacional (USAID), mas atualmente existe um vasto leque de agências que desempenham um papel importante na saúde mundial: os Institutos Nacionais de Saúde, que patrocinam a investigação e o desenvolvimento. Oportunidades de investigação; os Centros de Controlo e Prevenção das Doenças, com programas de vigilância sanitária e de cooperação técnica em muitos países. A importância crescente da saúde na política externa dos EUA reflecte-se na criação de um gabinete especial para os assuntos de saúde internacionais no Departamento de Estado.

No rescaldo da pandemia de coronavírus, a liderança da OMS é vista por muitos observadores como ineficaz e fraca, apesar do seu mandato constitucional para atuar como autoridade orientadora e coordenadora da saúde internacional. Simultaneamente, porém, os programas globais e as parcerias público-privadas tornaram-se importantes no compromisso global para com a saúde mundial.

A criação de uma Equipa Global de Resposta e Mobilização contra Epidemias

(GERM) ligada à OMS e composta por 3000 especialistas em epidemiologia, sistemas de dados, genética, medicamentos e até logística é um imperativo social para preservar a saúde de um planeta cada vez mais interligado. Conter um surto de vírus nos 100 dias seguintes ao seu aparecimento é o principal desafio que enfrentamos; compreendemos que os surtos não são evitáveis, as pandemias sim. Para isso, contamos com a ajuda de uma base de dados a que os cientistas e os inovadores têm acesso para identificar os surtos, analisar a gravidade da situação, tomar medidas e trabalhar no estudo e na produção de testes, tratamentos e novas vacinas.

É por isso que os novos avanços nas tecnologias e a sua implementação em quase todas as áreas de formação dos profissionais de saúde no mundo são uma ferramenta eficaz e indispensável para o desenvolvimento adequado dos processos de geração e administração, tornando eficazes os modelos de partilha de conhecimentos, que desenvolvem intervenções oportunas na saúde individual e colectiva.

No que diz respeito à visão internacional e nacional sobre os desafios e oportunidades da mudança do modelo de cuidados e a sua relação com os processos de organização de equipas interdisciplinares e a abertura de novos cenários (territórios-escola). É evidente que estamos imersos num processo dinâmico que procura avançar em direção à saúde universal com um enfoque na equidade num quadro de direitos.

O Estado, enquanto autoridade sanitária, procura uma maior coesão social, necessária para obter melhores resultados, quando reforça as suas capacidades de governação em funções essenciais de saúde pública, alargando a linha da frente das responsabilidades com os intervenientes nacionais.

O modelo de atenção baseado na Atenção Primária à Saúde com a organização de equipes com territórios e população adscritos é um princípio básico para garantir o acesso à saúde.

Capítulo 3

Formação de profissionais de saúde: desafios para as instituições de ensino superior

Instituições de Ensino Superior face aos Cuidados Integrados

O conhecimento não é definitivo; também é possível pensar que a universidade não é o centro do conhecimento absoluto.

Arnaldo Guédez

Os profissionais de saúde têm inerentemente múltiplas funções que compreendem situações complexas a resolver, tanto em relação ao paciente e à sua família, como à organização para a qual trabalham, aos profissionais de saúde das instituições de saúde, razão pela qual, desde a sua formação, os estudantes exigem possuir conhecimentos administrativos para a tomada de decisões que lhes permitam dirigir acções a favor do bem-estar do utilizador e da organização quando forem profissionais. Em geral, a experiência tem-se configurado no trabalho dos profissionais de saúde, sendo o seu trabalho o principal fator de geração deste tipo de conhecimento, aprendendo a tratar os pacientes, os familiares e a atuar nas diferentes instâncias de interação nas instituições de saúde.

Apesar de sua relevância, um dos grandes desafios dos sistemas de saúde é a geração e continuidade das competências dos profissionais de saúde e, para superá-lo, é importante que os programas de formação estejam em consonância com as tendências nacionais e internacionais, tanto nos aspectos pedagógicos quanto nos conhecimentos gerenciais e sanitários dos processos de educação como forma de oferecer soluções para os problemas que enfrentam no dia a dia (Dandicourt, 2016); Por isso, considera-se relevante, necessário e pertinente formar e avaliar os estudantes das áreas de saúde com base no alcance dos desempenhos esperados, revendo suas atividades e resultados (Trincado e Fernández, 1995).

Assim, entende-se que o exercício do profissional de saúde não implica apenas o desenvolvimento de actividades assistenciais diretas, técnicas e instrumentais, mas também a execução de diversas funções sociais, institucionais e sanitárias, para as quais é necessário pôr em prática uma amálgama de conhecimentos, aplicando o método científico aos problemas práticos da realidade assistencial. Assim, o objetivo da formação é preparar profissionais com princípios éticos, uma perspetiva humanista, sentido de responsabilidade social, conhecimentos, competências e aptidões para dirigir os serviços de saúde aplicando a gestão e a liderança e, neste contexto, a gestão para dirigir os serviços de saúde implica planeamento, organização, avaliação e controlo. Por esta razão, para além das áreas disciplinares das humanidades, a investigação, as ciências básicas e os conhecimentos de gestão-administração devem ser incluídos nos currículos dos cursos de licenciatura como conhecimentos essenciais nos novos tempos (Barbera et al., 2015).

Barbera et al. (2015) mostram que a evolução científica, o aumento das demandas dos usuários e o aumento do atendimento aos pacientes os levam a considerar essencial para a prática dos profissionais de saúde que as instituições de ensino possam gerar propostas que articulem tanto os modelos teóricos quanto as atividades práticas. Assim, na perspetiva dos autores, será possível desenvolver as habilidades e competências necessárias para cargos nesta área. Portanto, é necessário estabelecer uma linha de relação entre as competências técnicas e pessoais, as capacidades e os resultados da aprendizagem dos profissionais de saúde na área administrativa/gerencial.

É de salientar que, a nível mundial, os profissionais de saúde, como médicos, enfermeiros, fisioterapeutas, nutricionistas e outros, têm sido afectados por alterações legislativas, que têm um impacto direto nas competências e perfis que esta profissão deve ter. Na Europa, por exemplo, têm sido estudadas propostas legislativas para a convergência dos currículos, envolvendo cada vez mais o pensamento crítico como uma competência importante. Subjacente a estas revisões está a consideração de que os cuidados prestados pelos profissionais de saúde devem assentar em competências que visem a eficiência (Clavijo et al., 2016).

Além disso, Bautista-Espinel et al. (2017) destacam que a prática das áreas de saúde exige um padrão distinto de conhecimento dentro da equipe de saúde. E esses padrões, ou modelos, são necessários para o discernimento e expertise profissional, que devem ser enunciados, e aprendidos, de forma integral para gerir as intervenções do caso. Assim, é necessário saber coordenar, planear, organizar e executar acções de forma interdisciplinar para liderar e gerir o cuidado das pessoas.

Assim, a formação dos profissionais de saúde, por exemplo nas áreas da saúde, deve ser baseada na excelência e na liderança. Neste sentido Guerrero-Núñez e Cid-Henríquez (2015) consideram que este processo é percebido como uma ação que é orientada para dirigir, gerir e desenvolver atividades de controlo em diferentes áreas das ações habituais, tendo em conta as caraterísticas que as determinam; passo notável para obter respostas do cenário hospitalar, contextualizando a emergência em apoio à gestão de serviços em situação crítica.

Ressalta-se que a prática dos estudantes da área da saúde pode fortalecer os conhecimentos teóricos, conseguindo que o avanço autônomo do trabalho manifeste o crescimento e a consolidação da capacidade legal de suporte ao trabalho do profissional. Essas habilidades são oriundas das ações geradas pelo gerenciamento, execução, diagnóstico e tratamento médico das áreas de saúde, garantindo que os pacientes recebam a melhor gestão dos recursos assistenciais.

Além disso, na opinião de Betancourt-Gonzales (2020), as universidades com programas de saúde, em particular, devem garantir uma formação abrangente em que os profissionais possam utilizar os conhecimentos para tomar decisões sobre os cuidados prestados aos doentes, ter em conta as preferências e os valores dos doentes e incorporar a experiência no seu trabalho.

Para os autores, assim como para Soto-Fuentes et al. (2014), para que se obtenha uma prática adequada do trabalho integrado nos profissionais de saúde, os estudantes devem ampliar suas habilidades interpessoais durante a formação universitária, o que lhes permitirá trabalhar de forma interdisciplinar para prestar o melhor atendimento integral às pessoas nos serviços de saúde. Assim, o objetivo é proporcionar aos estudantes cenários de prática que permitam a interação e a comunicação assertiva, de modo a propor soluções eficazes para os problemas apresentados.

Por conseguinte, as novas tendências educativas exigem a incorporação, a partir do currículo, de competências que desenvolvam o profissionalismo. O objetivo é que sejam capazes de enfrentar as mudanças nas organizações para responder às exigências dos pacientes, reforçando as suas competências e capacidades, mantendo uma comunicação adequada e eficaz e baseando a gestão do processo em regulamentos, mas também nos princípios éticos do cuidado integral (Bustamante García, 2021).

É válido afirmar que as caraterísticas de formação dos profissionais desempenham um papel importante na determinação das competências e do desempenho profissional. Por isso, é necessário passar dos processos de formação de conhecimentos desintegrados, desarticulados e/ou fragmentados nos espaços curriculares para o desenvolvimento de soft e hard skills e habilidades de comunicação, resolução de conflitos e liderança (Soto-Fuentes et al., 2014), tipologias necessárias para uma adequada gestão administrativa nos serviços de saúde. O conteúdo curricular dos programas de saúde deve abordar de forma abrangente todos os elementos necessários para a formação destes profissionais, com o objetivo de obter resultados coordenados em termos do conteúdo da disciplina. Isso deve contribuir para o benefício dos programas, gerando novos conhecimentos, de tal forma que possam ser alinhados com alguns dos resultados de aprendizagem esperados após a graduação.

A academia tem a grande responsabilidade social de formar profissionais de saúde de um ponto de vista holístico, para que possam responder a todas as necessidades de gestão administrativa nas instituições de saúde.

Segundo Valenzuela (2016), nos espaços de atendimento ou de prática profissional, os estudantes podem, e devem, ter a possibilidade de, individualmente ou em grupo, caraterizar, inspecionar e considerar o paciente dentro de um ambiente em que convergem as ações de cuidado, promovendo melhorias no estado de saúde daqueles que atendem. Paralelamente, há que assumir que a globalização provocou mudanças em diferentes contextos no que diz respeito ao desenvolvimento dos cuidados de saúde, tais como: a existência de problemas na economia mundial, o surgimento da tecnologia, a conceção e as responsabilidades do Estado, uma diferença enraizada entre os cenários público e privado e a prevalência de uma elevada concorrência entre os sectores económicos e sociais para serem favorecidos com a gestão dos recursos económicos (Feo, 2003). Outro aspeto de relevância são as exigências dos pacientes aos cuidadores de saúde, requerendo profissionais competentes, com competências e habilidades, decisivos, líderes na gestão dos cuidados, nos processos de mudança e nas reformas políticas para o bem-estar da saúde pública, bem como da sua profissão (Paravic, 2010).

Em princípio, os programas académicos para a formação de profissionais de saúde devem garantir que a formação destes profissionais se apoie em competências elevadas que possam prestar cuidados de saúde. Isto deve ser sustentado pela gestão do planeamento, organização de processos, geração de planos de motivação para os formandos, bem como pelo estabelecimento de controlos que activem protocolos para a prestação de cuidados e atenção adequados, seguros e integrais. O objetivo é garantir que os cuidados prestados sejam os esperados. Nesse contexto, deve-se levar em conta o processo de cuidado apoiado por estratégias alinhadas à obtenção de benefício, como a qualidade da atenção à saúde (De Arco-Canoles & Suárez-Calle, 2018).

De acordo com Milos et al. (2010) e Ceballos-Vásquez et al. (2015) neste caso, referem-se à formação de enfermeiros, que têm responsabilidade de gestão, não só nos recursos económicos dos serviços que lideram, mas também em referência ao aspeto humano e estrutural. Este último aspeto está orientado para a prestação de cuidados de excelência, adquirindo responsabilidades legais. Isto implica assumir a autonomia especializada, como uma ação determinada e diferente de outras profissões da área da saúde, para as quais existem funções que são apenas da sua responsabilidade e não podem ser delegadas. Neste contexto, é necessário o discernimento profissional, desenvolvido com e para um contexto planeado que envolve diferentes tarefas alinhadas com o cumprimento de objectivos, ou seja, a sua execução. Este deve responder às necessidades de planear, organizar e executar o trabalho interdisciplinar para conseguir uma assistência sanitária integral, no seio da equipa de saúde, sendo responsável por liderar o processo e assegurar a gestão adequada dos recursos e dos materiais para a assistência aos doentes.

Portanto, as Instituições de Ensino Superior (IES) devem garantir que os estudantes das profissões de saúde adquiram competências de formação a partir de diferentes abordagens, a fim de ter um profissional que conheça, antecipe e promova as novas tendências nos cuidados de saúde: atualização de conhecimentos e práticas, globalmente, profissionais líderes nos serviços de saúde, que são o garante de todos os recursos, tanto económicos como outros que facilitam a atenção integral, que garantem a boa gestão dos recursos que dão sustentabilidade ao sistema de saúde. E, como referem González-Esteban et al. (2016), a criação de relações motivacionais é essencial.

Na opinião de Pat et al. (2021), há vários estudos que indicam que a formação de recursos humanos em saúde requer o afastamento de modelos rígidos e hierárquicos, em prol de novas estruturas de liderança, concebidas como maleáveis e abertas, permitindo a abertura de espaços combinados de discernimento. Neste aspeto, o profissional de saúde apropria-se do conhecimento da ciência, ocupando um lugar no contexto do método geral de saúde. Assim, é relevante que as organizações ensinem os profissionais sobre estratégias de liderança, auditoria, tomada de decisão, gestão de recursos, entre outros aspectos administrativo-gerenciais que os distinguem na gestão das organizações de serviços de saúde.

Na opinião de Latrach-Anmar et al. (2011), a educação em competências administrativo-gerenciais durante a formação teórico-prática é um elemento central no aprimoramento dos profissionais de saúde, sendo considerado um fator chave para garantir a qualidade do trabalho e a qualidade pessoal daqueles que estarão respondendo às carências da atenção integral à saúde. Neste sentido, a capacidade e a boa prática profissional estão diretamente associadas aos conhecimentos teóricos, juntamente com o discernimento, a análise e o raciocínio clínico, de modo a poder reforçar as competências e tomar medidas que facilitem a resolução de problemas. Em suma, a avaliação está associada à geração de competências que permeiam a articulação das relações interpessoais, intercedendo na gestão administrativa.

O conceito de competência para a formação do talento humano em saúde incorpora a aprendizagem de conhecimentos e habilidades processuais, bem como todos os aspectos do profissional que estão ligados a habilidades comportamentais, relações interpessoais, trabalho em equipa e pensamento crítico reflexivo. Estes devem ser verificados no perfil profissional, a fim de trabalhar de forma eficiente, com a capacidade de se adaptar rápida e eficazmente às mudanças emergentes, enfrentar a incerteza e tomar decisões de acordo com o contexto em que corresponde a atuar (Garavito, 2019).

O conjunto de acções administrativas que os formandos em saúde têm de enfrentar para gerir os cuidados requer autoridade hierárquica e autonomia, conhecimentos tecnológicos, económicos e regulamentares, que só podem ser adquiridos através do saber e da prática. Isso ocorre porque são conflitos moralistas enfrentados pelos profissionais em sua experiência, que surgem da ação do trabalho.

Assim, o enfoque da integralidade do cuidado é aprofundado na essência que sustenta essa profissão, o que é relevante nas novas e precipitadas tendências administrativas, em virtude das tramas laborais que os cenários atribuem aos profissionais de saúde. Daí a necessidade de se obterem conhecimentos administrativos para dirigir e gerir os cuidados, com enfoque nos processos de controlo de qualidade, associados à eficiência e produtividade. Tudo isto deve ser estabelecido tendo em conta os mecanismos de controlo e as acções de monitorização do processo financeiro, coexistindo como uma ação necessária enraizada nas novas tendências globais de cuidados, que têm de ser enfrentadas no sistema de saúde (Gaviria, 2009).

Daí a importância de formar estes profissionais de saúde em competências de conhecimento administrativo-gerencial com uma abordagem teórico-prática durante a formação. Isto permitirá ao aluno adquirir competências administrativas, conseguindo uma aprendizagem exaustiva das acções realizadas, demonstrando os seus sucessos e oportunidades na tomada de decisões, liderança, iniciativa e capacidade assertiva de resolução de problemas em relação a todas as actividades que tem de realizar no contexto da área administrativa nas diferentes instituições de saúde onde realiza os seus estágios.

De acordo com Gómez (2013), a educação em competências administrativas e gerenciais para os alunos dos programas de formação em saúde permite integrar os conhecimentos teóricos transmitidos em sala de aula com os inúmeros exemplos que podem ser identificados na ação do próprio processo ( ). Isso favorece o alinhamento profissional com integridade, competência e moralidade, razão pela qual se faz necessária a existência de ambientes adequados e normativamente aprovados pelas condições de biossegurança definidas para esse fim.

Por conseguinte, as profissões em formação para os cuidados de saúde (médicos, enfermeiros, fisioterapeutas, nutricionistas, etc.), é a academia que deve assegurar o ensino e a avaliação da aprendizagem de competências administrativas e de gestão, a fim de demonstrar uma verdadeira aprendizagem nesta área de formação, tendo em conta a necessidade do sistema e das organizações (Pérez et al., 2017).

Continuar a formar profissionais segundo os currículos tradicionais é uma visão míope que não vê os processos de formação e avaliação das competências administrativas como uma necessidade sentida que reflecte as novas tendências de profissionais holísticos, que dominam os contextos administrativos e de gestão para prestar cuidados aos utentes nas organizações de saúde, Isto deve ser visto não apenas como uma aprendizagem isolada nos currículos, mas como uma forma de aprendizagem integral dos profissionais, cumprindo uma função de acreditação do processo de ensino administrativo integrado na gestão de cada processo exigido nos serviços de atendimento aos utentes, seja a nível hospitalar ou ambulatório.

Em contrapartida, os processos de ensino e avaliação devem estar relacionados com a gestão de objectivos ligados aos elementos administrativos da tomada de decisão, que, além disso, devem ser abordados de forma racional e eficaz, uma vez que, como atividade contínua dentro da prática profissional, requerem uma visão holística e abrangente, especialmente nos processos utilizados pelos programas de saúde (Kruger et al. 2017).

Com base nestas considerações, Chaves et al. (2010) propõem num estudo a criação do método *Developing a Curriculum* (DACUM), que engloba diferentes estratégias dos vários contextos de atuação dos profissionais de saúde para o desenvolvimento curricular.

Este método de origem canadiana foi concebido com uma linguagem padrão que assimila os requisitos de conhecimentos, aptidões, competências concretas e universais, conhecimentos especializados e formas necessárias para um determinado cargo ou conjunto de acções no local de trabalho. Por esta razão, esta técnica é utilizada por vários governos e organizações para representar funções e competências de cargos, profissões ou para implementar planos de estudo que são utilizados para ajudar a formar o talento humano, para a projeção de carreiras, classificação de pessoas, execução de modelos de aptidão, preparação e desenvolvimento de cursos.

Isto é conseguido através da incorporação de formação baseada em competências. A este respeito, o Ministério da Saúde (2018) afirma que:

A abordagem baseada em competências orienta os processos de formação e gestão do talento humano na área da saúde, de forma a dar respostas pertinentes e abrangentes às necessidades de saúde da população, no âmbito do sistema de saúde, integrando os conhecimentos, aptidões, atitudes e qualidades que devem estar presentes no talento humano para o exercício adequado das suas profissões e ocupações. Esta perspetiva implica que os processos de formação que ocorrem dentro e fora das instituições de ensino devem ser permanentemente retroalimentados para o contexto em que o talento humano trabalha ou trabalhará, reforçando a ligação entre a academia, os serviços de saúde e a população e promovendo novas formas de avaliação e sistemas de medição de desempenho (p.49). (p.49).

Além disso, a Academia Nacional de Medicina e o Ministério da Saúde e Proteção Social (2013) mostram que o Regime Geral de Previdência Social - que surgiu a partir da Lei 100 de 1993, juntamente com as reformas da Lei 1122 de 2009 e da Lei 1438 de 2011 - vem moldando o perfil ocupacional dos especialistas em saúde. Dentre eles, destaca-se especialmente o perfil dos profissionais de saúde, devido à progressiva delegação de ocupações de natureza administrativa, com a constante redução de tempo e ambientes apropriados para se dedicar ao seu papel profissional. E, em meio a isso, estabelece-se a necessidade de melhorar a formação dos profissionais de saúde. Nesse sentido, o Ministério da Saúde (2018) afirma que:

São necessárias equipas de saúde mais decididas para enfrentar os principais problemas e caraterísticas epidemiológicas da população colombiana. Isto implica considerar as restrições que o sistema de saúde tem para responder à crescente procura de serviços especializados, devido aos elevados custos e à indisponibilidade de especialistas suficientes para responder a uma procura deste tipo de serviços semelhante à dos países mais desenvolvidos a médio prazo. Os sistemas de saúde e de educação devem centrar-se no desenvolvimento de competências adequadas no talento humano disponível no país e nas suas regiões, a fim de alcançar os seus objectivos. A abordagem por competências orienta os processos de formação e gestão do talento humano na área da saúde, de forma a dar respostas pertinentes e abrangentes às necessidades de saúde da população, no quadro do sistema de saúde, integrando os conhecimentos, aptidões, atitudes e qualidades que devem estar presentes no talento humano para o correto exercício das suas profissões e ocupações. Esta perspetiva implica que os processos de formação que ocorrem dentro e fora das instituições de ensino devem ser permanentemente retroalimentados para o contexto em que o talento humano trabalha ou irá trabalhar, reforçando a ligação entre a academia, os serviços de saúde e a população e promovendo novas formas de avaliação e sistemas de medição de desempenho. (p. 49)

Assim, a partir da regulamentação nacional considera-se necessário pensar na qualidade e relevância da formação dos profissionais de saúde, com os das áreas da saúde, como resultado do desenvolvimento de capacidades que evidenciem soft skills para as relações interpessoais, adaptação e liderança. Ora, este reconhecimento parece ser uma resposta ao facto de a reforma do Sistema de Saúde, decorrente da Lei 100 de 1993, ter sido levada a cabo sem estudos prévios sobre as alterações que traria ao talento humano em saúde e qual o seu impacto no IPS e nas instituições de ensino para formar os novos profissionais requeridos pelo sistema. O exposto ratifica o compromisso que os profissionais de saúde devem ter para desenvolver acções que visem o cumprimento de todas as exigências do sector da saúde, no qual desempenham um papel importante, uma vez que são responsáveis pela liderança e gestão dos serviços de saúde em qualquer nível de cuidados.

Os profissionais de saúde assumem a liderança em questões de saúde cruciais, proporcionam a agenda de investigação e estimulam a produção, a transferência e a divulgação de conhecimentos valiosos. Por conseguinte, as instituições de ensino superior devem estabelecer e promover a participação das áreas da saúde em diferentes domínios, para além da saúde pública. Estes profissionais de saúde adquirem a base de conhecimentos especializados, capazes de tomar decisões complexas durante o seu trabalho, com competências clínicas para uma prática alargada, cujas caraterísticas são determinadas pelo contexto e/ou pelo país em que trabalham. Durante a sua formação, os profissionais de saúde devem tornar-se qualificados para optar por uma prática abrangente de investigação, educação, clínica e gestão, obter um elevado nível de autonomia profissional e independência na prática, desenvolver capacidades de tomada de decisões e lógica de diagnóstico.

Da mesma forma, as instituições de ensino na Colômbia têm empreendido novas pesquisas de formação que estão em sintonia com as tendências profissionais e laborais exigidas pelos sistemas de saúde. Neste sentido, Morfi (2010) descreve que a Gestão do Cuidado:

Tal como no caso dos profissionais de saúde, é definida como a aplicação do julgamento profissional no planeamento, organização, motivação e controlo da prestação de cuidados atempados, seguros e abrangentes, que asseguram a continuidade dos cuidados e se baseiam em orientações estratégicas, a fim de obter a saúde como produto final. (p.1)

Por sua vez, autores como Soto-Fuentes et al. (2014) afirmam que:

A formação dos profissionais de saúde, incluindo os profissionais de saúde enquanto líderes de processos, desempenha um papel fundamental na composição e dinâmica da força de trabalho, na qualidade e relevância dos cuidados e no desenvolvimento da capacidade institucional no domínio da saúde. Por conseguinte, demonstram competência quando aplicam eficazmente uma combinação de conhecimentos, aptidões e juízos clínicos na prática quotidiana ou no desempenho profissional (p.82).

Neste sentido, os métodos de saúde em todo o mundo estão a investigar estratégias, estruturas e formas de trabalhar com uma melhor relação custo-eficácia, a fim de prestar os melhores cuidados aos utentes e às suas famílias, com base na evidência científica atual. Por isso, Soto-Fuentes et al. (2014) defendem que a aprendizagem dos profissionais de saúde é transformadora e implica implantar condições de liderança, com o intuito de constituir profissionais que se destaquem como agentes de mudança. Esta capacidade deve mobilizar tanto as comunidades académicas como os especialistas e é um fator crucial para o sucesso dos esforços de reforma nas instituições académicas.

Tendo em conta o que precede, a Colômbia necessita urgentemente da implementação de equipas de saúde mais decisivas para a resolução dos problemas. É de referir que o sistema de saúde está a ser limitado pela procura de serviços especializados por razões como os custos elevados e a indisponibilidade de especialistas eficientes para prestar cuidados de qualidade.

Consequentemente, os sistemas de saúde e de educação devem implementar estratégias adequadas para desenvolver mais do que competências cognitivas e teóricas, aquelas relacionadas com o talento humano e o cumprimento de objectivos. Por outras palavras, deve ser realizada uma abordagem baseada em competências, orientada para processos de formação e gestão do talento humano na área da saúde que permita o reconhecimento de irregularidades e/ou necessidades de saúde da população (Ministério da Saúde, 2018).

Por outro lado, se se considerar que os profissionais de saúde abrangem também a prevenção e a promoção da saúde, bem como a assistência aos utentes e as relações interpessoais daí decorrentes, as questões de gestão administrativa estão fora do âmbito do que se espera deles. Neste caso, a gestão administrativa é entendida como o conjunto de tarefas e actividades coordenadas que ajudam a otimizar a utilização dos recursos de que uma organização dispõe, tomando decisões sobre a afetação e distribuição dos recursos, a fim de atingir os objectivos e obter os melhores resultados. Neste aspeto, a interdisciplinaridade é relevante, permitindo ao aluno adquirir os conhecimentos necessários para o desempenho da sua função como profissional.

Assim, tanto a legislação mais recente quanto os diversos artigos doutrinários e a literatura sobre o tema coincidem em apontar a necessária complementaridade entre a formação dos profissionais de saúde e a experiência administrativa e gerencial desses profissionais, bem como o equilíbrio entre teoria e prática para a realização de um trabalho completo e abrangente.

Por conseguinte, este aspeto é importante e pertinente, uma vez que os estudantes em formação nas profissões da saúde devem possuir competências administrativas/gerenciais, que são cada vez mais importantes na gestão dos serviços de saúde, a fim de prestar cuidados integrais, garantir recursos para os cuidados e gerir uma liderança centrada na gestão, auditoria e direção dos processos de cuidados, a fim de garantir cuidados de qualidade.

A formação dos profissionais de saúde está centrada na prestação de cuidados integrais, pelo que deve ser abordada de forma holística e, para isso, é necessária uma formação que favoreça a interação dos conhecimentos para planear os cuidados de saúde. Assim, os elementos necessários para a atualização do conhecimento devem ser estabelecidos no conhecimento teórico, a fim de dar suporte pedagógico à prática. Espera-se que a aprendizagem durante o desenvolvimento teórico-prático permita que o conhecimento adquirido faça sentido como um ingrediente essencial na experiência significativa. Os processos ensinados devem ser interessantes e devem permitir a interação de conceitos prévios e novos, de tal forma que contribuam para modificar, alterar e estruturar os currículos e, portanto, reavaliar a atenção integral nos novos contextos de trabalho é, sem dúvida, uma responsabilidade das instituições de ensino superior, no que diz respeito à formação dos profissionais de saúde e às novas tendências de formação e trabalho para atender aos novos desafios das demandas e da atenção à saúde (Morfi, 2010).

Este facto também sustenta a causa principal de que cada vez mais responsabilidades administrativas são delegadas aos profissionais de saúde. Por isso, as Instituições de Ensino Superior (IES) que formam estes profissionais devem reavaliar as competências dos estudantes nesta área do conhecimento, para que sejam cada vez mais competentes, de acordo com as novas tendências laborais exigidas pelas organizações de saúde face aos desafios e à competitividade laboral, assente na sustentabilidade financeira (Guerrero-Núñez e Cid-Henríquez, 2015).

Capítulo 4

Rumo a um novo modelo

Não podemos estar em modo de sobrevivência. Temos de estar em modo de crescimento Jeff Bezos

A Gestão Integrada da Saúde é um conceito que penetrou com força no panorama das instituições de saúde em todo o mundo, especialmente graças à inovação que as Novas Tecnologias estão a experimentar e ao seu impacto no desenvolvimento da chamada Sociedade da Informação. O conceito de gestão integrada da saúde não é homogéneo. No entanto, todos os autores sublinham a importância de coordenar a prestação de serviços de elevada qualidade em condições específicas, utilizando os recursos adequados às circunstâncias técnico-científicas, de modo a obter os melhores resultados. O sistema de saúde deve, portanto, ser entendido como algo mais amplo do que o sistema de cuidados de saúde, que tem como componentes sociais a sociedade civil e o mercado, o sector público não estatal e o próprio Estado, sendo que a saúde pública abrange uma parte do sistema de cuidados no sector privado, no sector público não estatal e no sector estatal.

Após o cenário pandémico, somos obrigados não só a estar preparados para enfrentar novas doenças, mas também para prevenir possíveis necessidades futuras que possam surgir antes da ocorrência de surtos ou casos, e para isso devemos manter uma vigilância epidemiológica ativa, implementando uma cultura de criatividade que nos permita estar na vanguarda para fazer as mudanças necessárias antes que estes eventos se transformem em crises sociais na saúde. De acordo com a formulação da função essencial de saúde pública n.º 5, a capacidade institucional para a gestão da saúde pública é definida por cinco componentes: liderança e comunicação, tomada de decisão baseada em provas, planeamento estratégico, desenvolvimento organizacional e gestão de recursos, especialmente humanos e financeiros.

Na Colômbia, apesar dos avanços na saúde, não foram resolvidos os graves problemas que o sector enfrenta: o papel dominante das Empresas Promotoras de Saúde (EPS), a fragmentação e desintegração dos cuidados; a baixa capacidade de resolução; a integração vertical, a elevada carga de doença; falhas de mercado; incentivos negativos entre os agentes e falha regulatória, que tem conduzido ao aumento da iniquidade; num modelo de prestação de serviços de saúde focado sobretudo na morbilidade e centrado nos actores; desumanizado; descontextualizado e sem prevalência de direitos. A relação médico-doente tem sido seriamente afetada, bem como a ponderação dos profissionais de saúde no exercício do seu ato médico, muitas vezes questionada ou estigmatizada sem fundamento científico.

Com a promulgação da Resolução 429 de 2016, buscou-se gerar melhores condições para a população através da regulação da intervenção setorial e intersetorial, que busca fortalecer a Atenção Primária à Saúde. A retomada do modelo de Atenção Primária com enfoque familiar e comunitário, o cuidado e a gestão integral do risco e o enfoque diferencial, visa alcançar a articulação e harmonização da prestação de serviços de saúde e o desenvolvimento de políticas e programas públicos de saúde por meio de processos de gestão social e política intersetorial.

Por outro lado, a gestão integrada da saúde procura reforçar os estilos de vida saudáveis nas comunidades, com base na promoção de uma cultura de auto-cuidado através de campanhas de comunicação e programas específicos. É efectuada uma análise das situações de saúde, de acordo com os determinantes estabelecidos no modelo de Mark Lalonde.

A gestão integrada caminha para uma estratégia de Atenção Primária à Saúde, com enfoque familiar e comunitário, para garantir oportunidade, continuidade, acessibilidade, integralidade e qualidade. Um dos desafios para o ações de Atenção Primária à Saúde é a formação de profissionais com conhecimentos e habilidades específicas para a implementação da estratégia e com uma abordagem sociocultural.

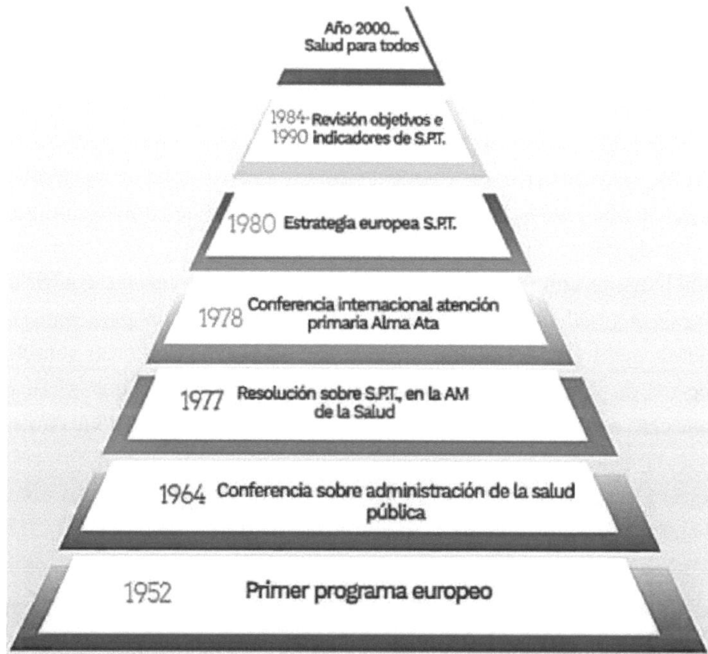

Figura 5. Pirâmide da saúde pública ao longo do tempo

O papel dos profissionais de saúde é o de educar, prevenir a doença e garantir a qualidade e a disponibilidade dos cuidados necessários. Além disso, existem outras competências transversais (ou não específicas) igualmente necessárias para uma boa prática profissional, baseadas nos aspectos interpessoais dos cuidados, em termos da capacidade de perceber as necessidades e compreender as situações de doença em que os doentes se encontram. Desenvolver o pensamento concetual e analítico; manter um elevado nível de autoconfiança, excelentes capacidades interpessoais e a capacidade de trabalhar em equipa.

No contexto atual, devemos referir-nos ao Programa de Governo para uma era de paz anunciado pelo presidente eleito da Colômbia, que se enquadra nas seguintes propostas na área da saúde:

Governação democrática e participativa: um sistema único de saúde pública, governado por um Conselho Nacional de Saúde e com conselhos territoriais que incluirão indígenas e afrodescendentes. Os conselhos serão compostos por autoridades sanitárias e delegados das comunidades, dos trabalhadores, das sociedades científicas, do sector privado e da academia. As suas funções consistem em orientar a política de saúde, a gestão integral, a coordenação das redes de prestações públicas e privadas e a coordenação com o fundo único de administração dos recursos de saúde. A proposta prevê que a intermediação administrativa e financeira no sector da saúde seja progressivamente eliminada com a liquidação das EPS e das ARL.

O Fundo Único de Saúde servirá para garantir a transparência na gestão dos recursos e será responsável pela recolha, administração, pagamento e controlo dos fundos em coordenação vinculativa com os conselhos nacionais e territoriais, o Ministério da Saúde e da Proteção Social e as autoridades sanitárias a nível dos departamentos, municípios e territórios indígenas e afrodescendentes.

O financiamento continuará a ser obtido através de impostos e contribuições parafiscais a nível nacional e territorial, numa tendência para aumentar o orçamento geral através do controlo da evasão e da fraude, do aumento do emprego e da formalização do trabalho e do objetivo de que as despesas públicas com a saúde não sejam inferiores a 80% das despesas totais do sector.

A proposta estabelece um modelo de saúde abrangente que dá prioridade à promoção e à prevenção, e melhorará os cuidados e a reabilitação com uma abordagem de direitos humanos, intercultural e diferenciada (Agora, 2022).

De acordo com a proposta, o país será organizado em territórios saudáveis para viver bem ao nível das aldeias, das vilas e dos municípios. Nas zonas rurais: serão organizadas equipas especializadas em diferentes áreas da saúde para prestar serviços e cuidados em todas as zonas. Estas equipas irão diretamente às famílias nas suas casas, às crianças nos jardins de infância e nas escolas, aos jovens na universidade e aos trabalhadores e empregadores nos locais de trabalho, onde serão intensificadas as acções de prevenção de acidentes e mortes no trabalho.

São propostos como eixos da política de saúde pública, tal como descrito em Ágora (2022):

-Conseguir cuidados abrangentes para as mulheres grávidas e para a primeira infância, bem como um rastreio neonatal abrangente e universal.

-Atingir o objetivo de zero mortes devido à fome, bem como combater o excesso de peso e a obesidade, tributar as bebidas açucaradas e promover uma indústria alimentar saudável.

-Cuidados dignos e abrangentes para as vítimas que sofreram durante o conflito armado.

-Redução da poluição e melhoria da qualidade da água, do ar e dos alimentos; maior controlo da utilização de substâncias tóxicas como o amianto, o mercúrio, o chumbo e outras.

Prevenção e cuidados globais do consumo de drogas alucinogénias com uma abordagem de redução dos danos através de estratégias como os centros móveis de tratamento de toxicodependentes.

Os serviços de saúde a nível nacional serão prestados por uma rede público-privada: os cuidados de saúde primários serão prestados por hospitais públicos no âmbito da sua jurisdição territorial em todo o país, com enfoque nos cuidados primários e na saúde preventiva, de base populacional, resolutiva, participativa e com elevado apoio tecnológico. Os serviços de saúde de média e alta complexidade serão prestados por hospitais públicos e privados.

-A despesa pública financiará, sem barreiras de acesso, prestações não excluídas por lei: os serviços abrangidos pelo financiamento público serão todos aqueles que não estão excluídos como prestações de acordo com os critérios da Lei Estatutária 1751 e, por conseguinte, não haverá restrições administrativas para qualquer grupo de tecnologias de saúde que não tenham sido excluídas.

-A formação em saúde para todos os níveis e áreas será reforçada para alcançar indicadores de cobertura de nível internacional no número de médicos de clínica geral, especialidades médicas, áreas de saúde e odontologia, entre outros, tanto em termos de médias como de distribuição equitativa em todo o território.

No que diz respeito aos medicamentos, alcançar o acesso universal a um custo justo para o país: os medicamentos serão reforçados através da regulação e do controlo dos preços, da declaração de interesse público para a emissão de licenças obrigatórias, da promoção pública da investigação e do desenvolvimento de medicamentos, da utilização racional baseada na análise custo-eficácia, das boas práticas, da farmacovigilância rigorosa e também através da disponibilidade de informação.

A presente proposta visa garantir a racionalidade das despesas, reforçando todos os mecanismos existentes para melhorar a qualidade, a atualidade, a autonomia médica, a satisfação, a exaustividade, a validade científica e a relação custo-benefício positiva.

Para tal, é necessário esclarecer que estas propostas devem passar pelo filtro dos interesses dos diferentes actores do sector, sendo a eliminação da intermediação de importância primordial, embora este seja talvez o ponto de rutura ou o ponto mais crítico graças ao grande poder de influência que os sindicatos EPS têm atualmente.

No entanto, estes pontos propõem, de alguma forma, alternativas e estratégias viáveis para melhorar o sistema ou qualquer outro modelo de saúde. Espero que as reflexões aqui apresentadas não sejam apenas parte de um texto a ser lido novamente quando surgir um evento de interesse para a saúde pública, por isso convido-vos a continuar a rever os postulados que podem ser facilmente enriquecidos com os vossos comentários e anotações; contribuindo a partir da academia para alcançar um sistema de saúde que melhore a qualidade sem afetar a cobertura, dignificando o trabalhador da saúde com salários justos e equitativos.

Capítulo 5

Modelo para o desenvolvimento de sistemas de gestão da saúde

Nunca mudará a sua vida enquanto não mudar algo que faz todos os dias.
JOHN MAXWELL

O conceito de gestão da qualidade em saúde desenvolve-se através de modelos motivacionais, social e culturalmente aceites, que podem melhorar os determinantes da saúde da população. As acções baseadas na coerção ou em simples processos de informação que não podem afetar a comunidade estão excluídas deste conceito. Um dos pilares da saúde social na cultura, Cliffdej J. Gertz definiu-a como um sistema de símbolos. As pessoas comunicavam constantemente através do sistema e estabeleceram-nos ao longo das suas vidas. Bernardo Klicksberg definiu-a como um conjunto de valores de diferentes grupos; além disso, defendeu que a cultura é um fator determinante para a coesão social. Infelizmente, muitas pessoas no nosso meio vêem a cultura como uma necessidade secundária que deve ser tratada depois de outras necessidades serem consideradas prioritárias.

A taxonomia do modelo PLECOSER consegue integrar os pontos positivos num processo lógico e simples de planeamento e implementação de actividades para garantir cuidados de saúde de elevada qualidade. O sistema é apresentado num processo facilmente replicável para melhorar a qualidade dos serviços de saúde. A qualidade dos cuidados prestados por uma instituição de saúde aos seus utentes é percebida através das caraterísticas do processo de cuidados; relações interpessoais, conteúdo da consulta, duração, actividades de exame clínico e diagnóstico, melhorando a saúde através de atributos físicos, humanos e organizacionais, que são centrais no modelo.

O modelo PLECOSER baseia-se em cinco eixos principais:

1. Planeamento
2. Execução
3. Controlo
4. Acompanhamento
5. Feedback

PLANEAMENTO

É o processo e o resultado da organização de uma tarefa simples ou complexa, tendo em conta a composição de factores internos ou externos, a fim de atingir um ou mais objectivos. O planeamento da gestão da saúde é fundamental para alcançar os resultados desejados; numa organização, torna-se o primeiro passo para alcançar a missão e a visão institucionais. No centro do processo de planeamento está a capacidade de monitorizar as acções em curso destinadas a atingir os objectivos desejados e de prever as suas consequências futuras.

O planeamento é uma fase fundamental da tomada de decisão que permite traçar o caminho ideal para atingir os objectivos organizacionais. Tem em conta os factores internos e externos que podem influenciar a concretização dos objectivos estabelecidos, os elementos da situação atual e os valores que orientarão a organização nas suas actividades produtivas. O planeamento é uma fase crítica no desenvolvimento de qualquer projeto, uma vez que estabelece as bases e desenvolve as estratégias necessárias. É a base do projeto: a identificação dos seus elementos essenciais, tais como procedimentos, valores, objectivos, etc., que constituem o enquadramento das actividades da organização. Um planeamento cuidadoso não é necessariamente uma garantia de sucesso, mas é um ponto de partida sólido para antecipar problemas e evitar a improvisação excessiva com todos os riscos que isso implica.

A Lei Estatutária n.º 1751 de 2015 estabelece expressamente que a saúde é um direito fundamental autónomo e no artigo 12.º da mesma lei, refere que "o direito fundamental à saúde compreende o direito das pessoas a participarem nas decisões adoptadas pelos agentes do sistema de saúde que as afectem ou interessem" e define o âmbito de participação dos intervenientes a participarem ativamente na formulação da política de saúde, bem como nos planos a implementar, e a participarem nos programas de promoção e prevenção que sejam estabelecidos.

O Ministério da Saúde e da Proteção Social, através da Resolução 1536 de 2015, estabelece as disposições relativas ao processo de Planeamento Integrado da Saúde a cargo das entidades territoriais.

A Resolução 1536 também inclui as obrigações das Entidades Administradoras de Planos de Benefícios (EAPB) e das Administradoras de Riscos Laborais (ARL) de cumprir o processo de planejamento, aceitando e integrando os insumos que permitam sua execução. O Capítulo II desta Resolução define a caraterização da população que estará sob a responsabilidade das EAPBs e ARLs contempladas no Plano de Benefícios; que devem identificar os riscos, hierarquizar as populações dentro das pessoas filiadas e os locais dentro do território, a fim de prevenir as intervenções individuais necessárias para mitigar os riscos.

Deve ser levado a cabo um processo eficaz e eficiente:

1. Estabelecer uma política de qualidade, objectivos da instituição prestadora de serviços de saúde, definir as estratégias a socializar, formar e implementar nos diferentes níveis de cuidados.

A política de qualidade da empresa é a declaração escrita do compromisso da direção geral; a sua função é

- Comunicar à organização que existe uma decisão de manter o esforço para atingir os objectivos de qualidade.

- Estabelecer que as necessidades dos utilizadores e o cumprimento dos requisitos são uma prioridade no desenvolvimento das actividades operacionais e administrativas.
- Deve ser compreendido por todos os níveis da organização, de modo a que as actividades a realizar sejam feitas tendo este quadro como referência.

Para o efeito, devem ser estabelecidas as seguintes caraterísticas:

- Reconhecer a razão de ser da empresa: procurar satisfazer as necessidades dos utilizadores, tanto internos como externos.
- Implementar um processo de melhoria contínua, uma vez que os requisitos mudam ao longo do tempo e devem ser adaptados ao mercado para serem mais competitivos.
- Sendo o pilar fundamental para o desempenho da empresa, uma vez que estabelece a definição estratégica da empresa para um longo período de trabalho.
- Sensibilizar o pessoal para o facto de o futuro da empresa depender da qualidade dos serviços prestados.
- A política de qualidade concebida deve ser dinâmica e descrita de forma simples para que possa ser compreendida por todos.

2. A gestão da qualidade está diretamente relacionada com a produtividade; a gestão da qualidade permite obter melhores resultados com os mesmos recursos.
3. A necessidade de estabelecer os níveis de responsabilidade e de autoridade na organização, definindo-os em documentos que registem a autoridade, a responsabilidade e as relações operacionais e administrativas necessárias para gerir, executar e controlar as actividades para que estas sejam feitas com qualidade.
4. Os dirigentes da instituição devem ser incentivados a apresentar soluções, a acompanhar e a implementar as acções planeadas para melhorar a qualidade.

Para respeitar os conceitos de responsabilidade e autoridade, é necessário definir claramente cada uma das posições estabelecidas.

Os seguintes elementos devem ser tidos em conta, no mínimo, para a definição das posições:

- Área funcional: Descreve o posto a definir.
- Objetivo: Indicar o objetivo global do cargo.
- Funções: Descreve as diferentes actividades a realizar no posto de trabalho.

É constituído pelas seguintes condições:

- Definição da atividade realizada no posto de trabalho, tentando apresentar as actividades mais importantes.

- Objetivo da atividade. Deve ser indicado o objetivo específico da ação em causa.
- Medição. Estabelecer mecanismos de medição dos objectivos de cada atividade; enquanto indicadores, estes devem ser preferencialmente instrumentos estatísticos.
- Corresponsabilidade. As responsabilidades não são exclusivas, a realização dos objectivos depende do trabalho em equipa, pelo que a corresponsabilidade deve ser determinada; a pessoa diretamente responsável pela atividade é a que ocupa o posto de trabalho que está a ser definido.
- Requer a identificação e a disponibilidade dos recursos necessários para garantir a qualidade dos produtos e serviços.
- Deve haver uma pessoa claramente identificada na instituição responsável pela aplicação do sistema de garantia de qualidade, que deve ter uma linha direta com a direção para assegurar que o sistema é estabelecido, aplicado e mantido, e com a obrigação de apresentar relatórios à direção.
- A administração deve implementar um sistema de controlo, tendo como instrumento de acompanhamento:

> Auto-auditorias. Como feedback sobre o estado do sistema, é necessário realizar auto-auditorias para conhecer a situação e compará-la com os objectivos e a estratégia estabelecida.

> Comités. Uma das formas mais eficazes de comunicar e definir alternativas de forma assertiva é através de comités.

IMPLEMENTAÇÃO

Esta palavra, enquanto tal, provém do latim *exsecutio, exsecutiõnis.* Neste sentido, a execução pode ser definida como levar a cabo ou elaborar algo, realizar uma ação ou tarefa, ou fazer algo funcionar. De um ponto de vista epistemológico, o projeto é constituído por 3 componentes que determinam a sua origem e finalidade básica. Estes componentes são: intenção, informação e tomada de decisão. De um ponto de vista pragmático, a execução do projeto refere-se à execução de todas as tarefas previstas no plano do projeto. Poderá pensar que a fase de execução é a mais fácil de todas as fases, especialmente se já tiver feito a parte mais difícil (planeamento) e lançado as bases para o sucesso do projeto. Mas é na fase de execução que muitas equipas se deparam com problemas. Quando começar, organize todas as tarefas necessárias para atingir cada objetivo: recursos humanos chave, requisitos de capital e orçamento. Identificar os factores de risco e considerar medidas para os reduzir. Rever as referências a outros documentos necessários, como as formações exigidas.

No âmbito do modelo PLECOSER, este deverá incluir

1. Deve ser nomeado o comité de qualidade do IPS, que atribuirá responsabilidades específicas, conforme planeado, e programará o orçamento de despesas para o bom funcionamento do sistema.

O procedimento para a formação institucional será estabelecido pelo comité de qualidade e revisto periodicamente de acordo com o calendário; no final de cada reunião, será redigida uma ata que incluirá os debates, as conclusões, as recomendações e o resumo das tarefas.

Quadro 2. Matriz de responsabilidades do comité de qualidade

Requisito	Área da empresa	Respond e ao zibelina
1. responsabilidade de gestão		
2) Sistema de qualidade		
3. Revisão do contrato		
4. Controlo de documentos e dados		
5. Aquisições		
6. Controlo dos produtos entregues pelo cliente		
7. Identificação e rastreabilidade		
8. Controlo do processo		
9. Inspeção e ensaio		
10. Inspeção de controlo e equipamento de ensaio		
11. Estado das inspecções e dos testes		

12. Controlo dos produtos não conformes		
13. Acções corretivas e preventivas		
14. Manuseamento, armazenagem, conservação e entrega		
15. Controlo dos registos de qualidade		
16. Auditorias de qualidade		
17. Formação		
18. Serviço		
Técnicas estatísticas		

Gestor de área

Notas:

2. Sensibilização. Todo o pessoal da organização deve estar consciente do projeto, da sua importância e das estratégias que estão a ser aplicadas no processo de implementação do sistema de garantia da qualidade.

Qualquer mudança oferece resistência, pelo que é necessário um forte processo de empenhamento da gestão de topo e uma forte socialização e motivação de todo o pessoal.

3. Programa de formação. Os IPS devem implementar um programa de formação abrangente para todo o pessoal, de acordo com um calendário previamente apresentado a todas as partes envolvidas.

O programa de formação é uma parte importante da implementação do sistema, identificando métodos, ferramentas e formas de concretizar o sistema.

4. Elaboração do manual de qualidade. A documentação do sistema de gestão da qualidade é uma parte essencial para alcançar os resultados esperados.

A elaboração do manual da qualidade é uma etapa crucial, sobretudo quando existem protocolos de gestão, orientações de cuidados, manuais de processos e procedimentos, formatos, registos e estes necessitam de ser alterados de acordo com o sistema que está a ser implementado.

Para cumprir o manual de qualidade, são necessárias as seguintes secções

- Definir a política de qualidade da organização.
- Desenhar o organigrama da empresa, onde se estabelecem a responsabilidade e a autoridade, se indicam os recursos e o pessoal para a verificação, e se indica explicitamente quem é a pessoa que actua como líder para a implementação do sistema de qualidade. A parte correspondente à responsabilidade, autoridade e outras caraterísticas estabelecidas neste ponto pode ser efectuada através de descrições de funções nas quais se definem os requisitos da norma.
- Contactar com o utilizador para esclarecer dúvidas ou para se certificar

de que se encontra no caminho adequado e compatível com o sistema de qualidade do fornecedor; deve ser feito através de um representante, que faça referência à pessoa que será o contacto e responsável pelo acompanhamento para o cumprimento da norma, estabelecendo os seus dados gerais, posição na organização a que pertence e forma de o contactar para qualquer dúvida, para que cumpra o especificado com os seus fornecedores em função do produto e das condições de inspeção e ensaio que devem ser cumpridas.

- Estabelecer as funções vitais de cada um dos cargos que são importantes para o controlo dos produtos e/ou serviços fornecidos.
- Estabelecer as políticas gerais de ação da empresa em relação a cada um dos requisitos da norma, de forma a permitir que outros envolvidos no processo definam os seus próprios sistemas e procedimentos.
- É integrada uma lista dos procedimentos aplicáveis à empresa para cada um dos requisitos.
- Tal como em todos os documentos relacionados com a norma, é necessário incluir uma secção para autorizações, revisões e controlo do manual de garantia da qualidade.

CONTROLO

O controlo é o principal mecanismo do modelo PLECOSER, cujo objetivo é verificar se os protocolos e objectivos das instituições de saúde (IPS) estão em conformidade com as regras e regulamentos estabelecidos. O controlo é a fase do processo de gestão que estabelece padrões para avaliar os resultados alcançados, de forma a prevenir desvios e melhorar continuamente as operações. A principal função dos controlos é prevenir irregularidades e corrigir factores que reduzem a produtividade e a eficiência do sistema.

É um mecanismo para evitar desvios nos resultados esperados dentro do sistema organizacional que depende do desempenho das duas primeiras fases, especialmente da fase de Planeamento. Em teoria, as instituições de saúde cujos processos e resultados estão mais próximos do plano serão mais eficazes do que as que se desviam. Por conseguinte, o processo de controlo não só mede o desempenho da organização, como também determina os padrões de qualidade ideais exactos para a mesma, avalia e toma as medidas corretivas correspondentes.

Neste sentido, o processo de controlo ideal nas instituições de saúde deve ser económico, flexível e preventivo e, como já referimos, deve incluir dois elementos fundamentais: a auditoria interna e a medição da satisfação dos utentes.

- Auditoria interna. A auditoria interna de saúde é considerada um instrumento de controlo de gestão, porque quando esta atividade é realizada deliberadamente e de acordo com os regulamentos existentes, cria uma espécie de mapa mental que mostra o estado atual da organização e orienta o pessoal de saúde para tomar medidas corretivas quando necessário e para estar na vanguarda da melhoria e expansão da qualidade dos serviços de saúde.

- Medir a satisfação. Através da realização de inquéritos de satisfação dos utilizadores, é possível saber em que medida as suas expectativas estão a ser satisfeitas. Os inquéritos de satisfação estão intimamente relacionados com as estratégias de manutenção e melhoria da qualidade dos produtos e serviços. São o ponto de partida para a tomada de decisões com base em informações qualitativas e quantitativas obtidas através de questionários aos clientes.

ACOMPANHAMENTO

Após a obtenção dos dados iniciais do projeto, é necessário identificar os desvios e avaliá-los de forma a tomar medidas para alcançar os resultados desejados. A monitorização é um recurso que facilita a observação detalhada da operação e dos testes realizados para tomar as decisões corretas no momento certo. Cada fase, tarefa, atividade, projeto e programa do modelo de gestão da saúde requer um acompanhamento e uma avaliação intercalar.

Por isso, a avaliação pode ser entendida como contínua e permanente ao longo do processo de gestão da instituição de saúde. As acções de acompanhamento devem ser analisadas pela gestão de topo, que desenvolverá medidas corretivas, estratégias ou reformulará as acções determinadas para alcançar a implementação dos objectivos estabelecidos.

Será desenvolvido um plano de melhoria, procurando implementar novas actividades e estratégias para alcançar a garantia de qualidade esperada desde a conceção inicial. Devem ser realizadas avaliações de acompanhamento e intermédias em cada uma das fases, tarefas, actividades, projectos e programas do Modelo de Gestão da Saúde.

A avaliação pode, portanto, ser entendida como contínua e permanente ao longo de todo o processo de gestão da instituição de saúde.

Serão estabelecidos planos de melhoria contínua, que procurarão implementar novas acções e estratégias para uma maior melhoria e garantia de qualidade.

FEEDBACK

Qualquer estratégia concebida no processo de monitorização deve ser disseminada por toda a organização, reiniciando de forma cíclica e sistemática todo o processo de melhoria contínua.

O feedback é um imperativo no desenvolvimento de um sistema de gestão da saúde; ao partilhar informações específicas sobre o seu próprio desempenho, a equipa de trabalho poderá desenvolver as acções necessárias para reiniciar um processo com novos objectivos a desenvolver. É um processo construtivo e formativo que não pretende julgar ou responsabilizar a pessoa que realiza o procedimento ou a operação, mas sim aprender a construir sobre o que foi aprendido; partilhar conhecimentos. Aponta os seus pontos fortes e fracos para que possam utilizá-los para planear a prática futura. Infelizmente, trata-se de uma atividade que muitas vezes não realizamos ou que não conseguimos realizar de forma eficaz. A falta de cultura na comunidade médica relativamente ao feedback como ferramenta fundamental para melhorar a qualidade da educação e da saúde é um pilar do modelo PLECOSER.

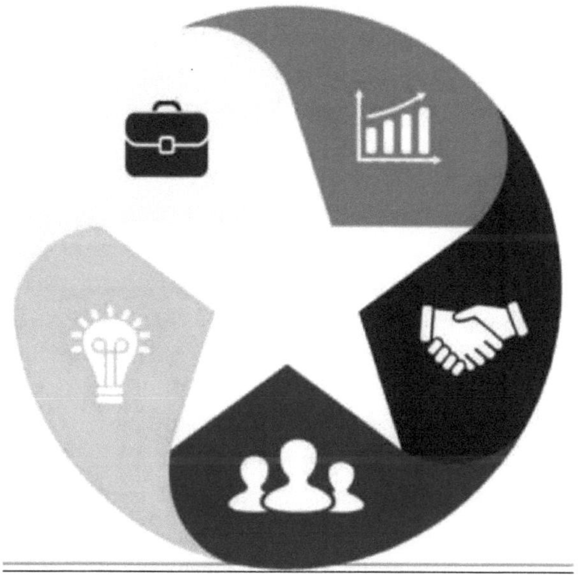

Figura 6: Modelo PLECOSER

DIMENSÕES DA QUALIDADE

Para desenvolver o Sistema PLECOSER, é necessário ter clareza sobre as oito dimensões necessárias para o progresso do sistema:

Talento humano

Acessibilidade

Eficácia

Satisfação do cliente

Eficiência

Continuidade

Segurança

Produtos de base

1. Talento humano

O capital humano com um bom nível de formação, independentemente do domínio ou da disciplina intelectual a que se referem as suas actividades profissionais, contribui para o capital intelectual de um país ou de uma região e tem um impacto significativo na produtividade e na capacidade de desenvolvimento, uma vez que uma população qualificada constitui um trunfo importante. A mudança, fonte criativa dos seus próprios recursos, cria novos conhecimentos e resolve problemas específicos. É esta realidade que os profissionais de saúde enfrentam hoje em dia que é abordada no Relatório sobre a Saúde Mundial 2006 da Organização Mundial de Saúde (OMS), que inclui uma reflexão aprofundada sobre o valor do capital humano em sectores de serviços como os cuidados de saúde, em que os profissionais de saúde encarnam os pontos fortes dos cuidados de saúde.

A adequação refere-se à competência funcional e ao desempenho da equipa de cuidados de saúde e do pessoal administrativo e de apoio. A preparação profissional diz respeito à aplicação de normas de prática profissional e à obtenção de fiabilidade, precisão, fiabilidade e consistência. Esta dimensão diz respeito tanto aos serviços clínicos como aos não clínicos.

No domínio dos cuidados de saúde, isto inclui técnicas relacionadas com o diagnóstico e o tratamento, bem como a capacidade de prestar aconselhamento eficaz em matéria de saúde e de desenvolver relações com os doentes. As competências profissionais de gestão exigem o mais elevado nível de conformidade em termos de supervisão, formação e resolução de problemas.

2. Acessibilidade

O acesso às acções e serviços de saúde representa a capacidade de o doente obter, quando necessário, cuidados de saúde de uma forma conveniente.

A acessibilidade implica a eliminação das barreiras que impedem a utilização efectiva dos serviços de saúde. A acessibilidade é limitada por barreiras de natureza natural:

- Geográfico. O acesso geográfico inclui as distâncias, os meios de transporte, o tempo de deslocação e quaisquer outras barreiras físicas que impeçam o cliente de receber cuidados.
- Económico. Refere-se à facilidade económica de obter os produtos e serviços oferecidos aos clientes.
- Social ou cultural. Diz respeito à aceitabilidade dos serviços oferecidos, tendo em conta os valores culturais e as atitudes sociais.
- Organização. Refere-se à medida em que a organização dos serviços é conveniente para os potenciais clientes; os horários das clínicas e os sistemas de turnos, o tempo de espera e o modo de prestação de serviços são exemplos

de como a organização dos serviços pode criar barreiras à utilização dos serviços. Por exemplo, a falta de clínicas nocturnas pode constituir um obstáculo organizacional para os trabalhadores diurnos. Numa sociedade em que as pessoas não podem deslocar-se facilmente ao centro de saúde, a falta de serviços na comunidade ou de visitas domiciliárias de rotina pode criar um problema de acesso.

- Linguístico. O acesso linguístico significa que os serviços são apresentados numa língua que permite aos utentes expressarem-se facilmente e compreenderem o profissional de saúde.

3. Eficácia

A qualidade dos serviços de saúde depende da eficácia das normas de prestação de serviços e das diretrizes clínicas. A avaliação da eficácia deve responder às seguintes perguntas: Quando é que o tratamento é administrado corretamente, produz os resultados desejados e o tratamento recomendado e a tecnologia utilizada são os mais adequados para o contexto em que o serviço é prestado? Os recursos humanos desempenham um papel importante na eficácia dos sistemas administrativos e de serviços no sector da saúde, especialmente em termos dos seus valores e motivação.

A missão das instituições de saúde é prestar cuidados adequados aos doentes de forma atempada e eficiente, especializando-se na área dos cuidados e dos processos administrativos.

É inquestionável que o talento humano é o pilar fundamental do sistema público de saúde de qualquer país, com impacto na qualidade e no acesso da população aos serviços, garantindo assim a cobertura dos seus direitos.

A eficácia na gestão das organizações de saúde é entendida como o grau de cumprimento dos objectivos e está fortemente relacionada com a qualidade percebida pelos utilizadores, sendo uma dimensão importante da qualidade a nível central, onde são definidas normas e especificações. É igualmente importante ter em conta as questões de eficácia a nível local, uma vez que os gestores decidem como aplicar as normas e adaptá-las às condições locais. Ao determinar que normas devem ser aplicadas numa determinada situação, os riscos relativos envolvidos numa população com um elevado número de gravidezes de alto risco, o recurso mais frequente à cesariana pode justificar-se, apesar dos riscos associados. Para determinar se esta é uma estratégia eficaz, o perigo evitado pelo procedimento deve ser ponderado em relação aos benefícios líquidos, tendo em conta as complicações associadas.

4. Satisfação do cliente

A dimensão da satisfação dos utentes refere-se à relação entre os prestadores e os clientes, entre os gestores e os prestadores de serviços de saúde, e entre a equipa dos serviços de saúde e a comunidade. As boas relações interpessoais contribuem para a eficácia dos cuidados de saúde prestados e para o estabelecimento de uma boa relação global com os doentes. Essas relações são as que geram confiança e credibilidade e são demonstradas através do respeito, da confidencialidade, da cortesia, da compreensão e do relacionamento.

A forma de ouvir e de comunicar é também um aspeto importante. Os serviços de saúde podem ser prestados de uma forma profissionalmente competente, mas se as relações interpessoais forem inadequadas, corre-se o risco de os cuidados serem menos eficazes. Por exemplo, se o doente não for bem tratado, pode não seguir as recomendações feitas pelo membro da equipa de saúde, ou pode não obter os cuidados necessários no futuro por se sentir desconfortável com a forma como foi tratado. Assim, problemas na dimensão da satisfação do cliente podem comprometer a qualidade geral dos cuidados.

Os inquéritos de satisfação dos utentes dos serviços de saúde são um indicador de qualidade dos cuidados de saúde que, em última análise, avalia o resultado do sistema de saúde, o seu processo e a sua estrutura; a determinação do nível de satisfação permitirá melhorar as deficiências e reafirmar os pontos fortes, a fim de desenvolver um sistema de saúde que preste os cuidados de qualidade que os doentes exigem.

5. Eficiência

A eficiência dos serviços de saúde é uma dimensão importante da qualidade, uma vez que os recursos de cuidados de saúde são geralmente limitados. Os serviços eficientes são aqueles que prestam cuidados *óptimos* aos doentes e à comunidade, ou seja, que proporcionam o maior benefício possível com os recursos disponíveis. A eficiência exige que os prestadores de cuidados de saúde evitem prestar cuidados desnecessários ou inadequados e que os cuidados de qualidade inferior resultantes de normas ineficazes sejam minimizados ou eliminados. Para além de causarem riscos desnecessários e desconforto ao doente, os cuidados de qualidade inferior são muitas vezes dispendiosos e demorados a corrigir. Duas formas de melhorar a qualidade seriam eliminar os desperdícios e evitar os erros, reduzindo simultaneamente os custos. No entanto, seria enganador sugerir que as melhorias de qualidade nunca exigem recursos adicionais. Algumas melhorias custam dinheiro. Através de uma análise de eficiência, os gestores de programas de saúde podem determinar a forma mais económica de utilizar recursos adicionais.

Nós, profissionais de saúde, somos especialistas na conversão de conceitos subjectivos em parâmetros mensuráveis, ordenando-os e classificando-os. Um sistema de saúde é considerado eficiente quando é capaz de fornecer um produto de saúde aceitável para a sociedade com uma utilização mínima de recursos. Alcançar a eficiência no sector da saúde significa também obter os melhores resultados com os recursos disponíveis.

6. Continuidade

A continuidade implica que o utilizador do sistema receba uma gama completa de serviços de saúde de que necessita, sem interrupções, suspensões ou repetições desnecessárias da avaliação, do diagnóstico ou do tratamento. Os serviços devem ser oferecidos numa base contínua. Além disso, o utente deve ter acesso a cuidados de rotina e preventivos prestados por um prestador que conheça o seu historial clínico, para que possa ser encaminhado atempadamente para serviços especializados, quando necessário. Por vezes, a continuidade é conseguida garantindo que os utentes visitam o mesmo prestador de cuidados primários; noutras situações, é conseguida através da manutenção de registos médicos bem ordenados e arquivados, de modo a que um novo membro da equipa de cuidados de saúde conheça o historial médico do utente e possa desenvolver e complementar o diagnóstico e o tratamento dos prestadores anteriores. A continuidade é uma dimensão muito importante da qualidade dos serviços de saúde e a sua falta pode comprometer a eficácia, reduzir a qualidade da satisfação do cliente e diminuir a eficiência dos cuidados.

O ideal é que haja uma continuidade dos profissionais de saúde, para que os cuidados médicos sejam prestados ao indivíduo de forma coordenada e ininterrupta, apesar da complexidade do sistema de saúde e do envolvimento de diferentes profissionais de diferentes áreas da saúde.

7. Segurança

A segurança, enquanto dimensão da qualidade, implica a redução de riscos, infecções, efeitos secundários nocivos ou outros perigos que possam estar associados à prestação de serviços. É a tentativa consciente de evitar lesões no doente causadas pelos cuidados, é uma componente essencial da Qualidade dos Cuidados e a condição prévia para o desempenho de qualquer atividade clínica. A segurança é uma preocupação de todos os membros da equipa de cuidados de saúde, bem como do doente. O sistema de saúde tem a responsabilidade de assegurar que os serviços são prestados com um mínimo de risco. Os doentes devem ser protegidos contra infecções e os profissionais de saúde que manuseiam sangue e seringas devem também ser protegidos através da definição e utilização de procedimentos seguros.

Embora a segurança pareça ser de maior importância na prestação de serviços clínicos complexos, também existem problemas de segurança na prestação de serviços básicos de saúde. Por exemplo, as salas de espera das unidades de saúde podem expor os doentes a infecções se não forem tomadas medidas para as evitar. Se um profissional de saúde não fornecer instruções corretas para a preparação de uma solução de reidratação oral (SRO), uma mãe pode administrar ao seu filho uma SRO que contenha uma concentração perigosamente elevada de sal.

A cultura de segurança nas instituições de saúde estabelece o conjunto de valores e normas comuns aos indivíduos de uma mesma organização e implica um modelo partilhado que posiciona a segurança como uma prioridade e um objetivo comum a atingir.

8. Produtos de base

As comodidades hoteleiras referem-se a caraterísticas dos serviços de saúde que não estão diretamente relacionadas com a eficácia clínica, mas que aumentam a satisfação do cliente e o desejo de regressar ao estabelecimento para cuidados futuros. As comodidades são também importantes porque podem influenciar as expectativas e a confiança dos doentes noutros aspectos do serviço ou produto.

Além disso, quando se considera a recuperação de custos, as comodidades podem servir para tornar os doentes mais dispostos a pagar pelos serviços. As comodidades estão frequentemente relacionadas com o aspeto físico das instalações, o pessoal e os materiais, bem como com o conforto físico, a limpeza e a privacidade. Por exemplo, uma sala de espera confortável, com assentos confortáveis e uma decoração agradável, casas de banho limpas e de fácil acesso e salas de consulta que proporcionem privacidade. Todos estes aspectos representam algumas comodidades que podem ser importantes para os doentes.

Outras comodidades podem incluir caraterísticas que tornam a espera mais agradável, como música, vídeos educativos e materiais de leitura. Embora algumas comodidades sejam consideradas luxos nas unidades de saúde de muitos países em desenvolvimento, são, no entanto, importantes para atrair e manter relações com os clientes, bem como para assegurar a continuidade e a cobertura dos serviços.

Diagnóstico do sistema de garantia de qualidade

Perguntas	**Sim**	**Não**	**Não aplicável**
1) Passou pelo processo de qualificação?			
2) A direção do hospital definiu a sua visão estratégica e todos os níveis da empresa compreendem a missão?			
3) A administração está a utilizar com êxito o sistema de gestão da qualidade para atingir os seus objectivos estratégicos?			

A direção está a utilizar eficazmente um sistema de qualidade que satisfaz os requisitos dos seus clientes, dos seus doentes e dos seus empregados?			
5) O sistema de qualidade implementado permite-lhe "dizer o que faz, fazer o que diz e agir para corrigir as diferenças"?			
6) Sabemos quem são os nossos clientes?			
7) Compreendemos o que os nossos clientes querem?			
8) Estamos de acordo com os nossos clientes sobre o que é necessário?			
9) Temos a capacidade de prestar os serviços de que o nosso cliente necessita?			
10) Dispomos de uma forma adequada de planear a conceção das operações e as medidas necessárias para executar e controlar os nossos processos de serviço?			
11) Dispomos de procedimentos, manuais, guias, instruções de trabalho, etc. para nos ajudar a realizar o nosso trabalho?			
12) Estamos confiantes de que os nossos procedimentos descrevem com exatidão a forma como realizamos o nosso trabalho?			
13. os procedimentos e as instruções de trabalho estão disponíveis, são úteis para quem deles necessita e são utilizados?			
Perguntas	**Sim**	**Não**	**Não aplicável**
14) Sabemos se todos os empregados têm a última versão actualizada dos procedimentos e instruções de trabalho necessários?			
15) A documentação que utilizamos é revista e autorizada para aplicação por pessoas conhecedoras e responsáveis?			
16. os nossos fornecedores compreendem e conhecem as nossas necessidades?			
17. os nossos fornecedores estão em condições de fornecer os produtos e serviços de que necessitamos?			
18. estamos a cuidar de coisas como o nosso paciente, produtos, serviços ou informações que o nosso cliente nos dá e que usamos no serviço que prestamos?			
19) Identificamos, documentamos, avaliamos e informamos o doente afetado quando temos uma falha?			

20) Quando algo é identificado como um erro, a pessoa responsável garante que o problema foi resolvido?			
21) Conhecemos e tratamos as queixas e comentários dos nossos utilizadores de forma eficaz e eficiente?			
22) Podemos manusear, armazenar, embalar, conservar e entregar cuidadosamente os componentes físicos do nosso serviço (amostras de laboratório, documentos, resultados) de forma a que cheguem ao nosso cliente sem danos?			
23) Podemos proteger o nosso pessoal quando este manuseia, embala, armazena, conserva e entrega os componentes físicos do nosso serviço?			
24) Dispomos de indicadores que demonstrem que o nosso trabalho foi bem sucedido?			
25) Os registos básicos (historial médico, certificados) estão digitalizados, são legíveis e utilizáveis?			
Perguntas	**Sim**	**Não**	**Não aplicável**
26) Temos cópias de segurança dos nossos registos e podemos consultá-los facilmente quando precisamos deles?			
27) Estamos a utilizar eficazmente um processo de feedback contínuo para manter e melhorar os nossos processos de trabalho?			
28) Somos capazes de demonstrar com certeza que "dizemos o que fazemos e fazemos o que dizemos"?			
29) Existe um processo para realizar avaliações dos sistemas e da conformidade e demonstrar que um programa de garantia da qualidade está a ajudar a instituição de saúde a atingir os seus objectivos estratégicos?			
30) Sabemos de que formação e experiência profissional o nosso pessoal necessita para desempenhar o seu trabalho com êxito?			
31) Proporcionamos formação contínua adequada para garantir que o nosso pessoal possui as competências necessárias para o desempenho das suas actividades?			
32) Se precisarmos dele, podemos identificar rapidamente o nosso serviço, os seus componentes e a forma como deve ser utilizado?			
33. é possível reconstruir a prestação de um serviço?			

34) O procedimento de tratamento dos registos médicos está documentado e é respeitado?			
35. sabemos o que estamos a fazer e como o trabalho é feito?			
36) Estamos a prestar de forma consistente um excelente serviço ao cliente através da nossa capacidade de controlar o processo interno?			
37) A auditoria médica institucional é efectuada?			
Perguntas	**Sim**	**Não**	**Não aplicável**
38 Sabemos o que temos de fazer para receber produtos e serviços na nossa unidade de saúde e estamos a fazê-lo?			
39. todos os nossos empregados revêem o seu trabalho à medida que o executam e antes de o passarem à pessoa seguinte na cadeia de serviços?			
40) Antes de terminarmos o serviço, confirmamos se foi bem feito?			
41) Sabemos o que precisamos de medir e dispomos do equipamento de medição necessário para prestar os nossos serviços de forma adequada?			
42) Sabemos se o nosso equipamento é capaz de medir o que precisamos que ele meça?			
43) Sabemos se o nosso equipamento de medição está a funcionar com a precisão que esperamos, ou seja, se está corretamente calibrado?			
44) Analisámos cuidadosamente os passos necessários para a prestação dos serviços, identificando pontos de controlo para garantir que o trabalho está a ser feito de forma satisfatória?			
45. sabemos se uma etapa do nosso processo de serviço foi concluída ou executada corretamente antes de iniciar a etapa seguinte do processo?			
46) Se algo estiver errado, tomamos as medidas necessárias para garantir que o erro não continua no processo de trabalho, de modo a não prejudicar o nosso cliente?			
47) Conhecemos os termos dos processos que fornecemos?			
48. identificámos, conhecemos e utilizamos eficazmente um sistema de informação, medição, técnicas e outros			

instrumentos estatísticos para avaliar			
Perguntas	**Sim**	**Não**	**Não aplicável**
Quando é que estamos a cumprir os objectivos estratégicos planeados e identificados?			
49) Se os resultados dos testes forem negativos, que estratégias utilizaria para cumprir estes requisitos?			

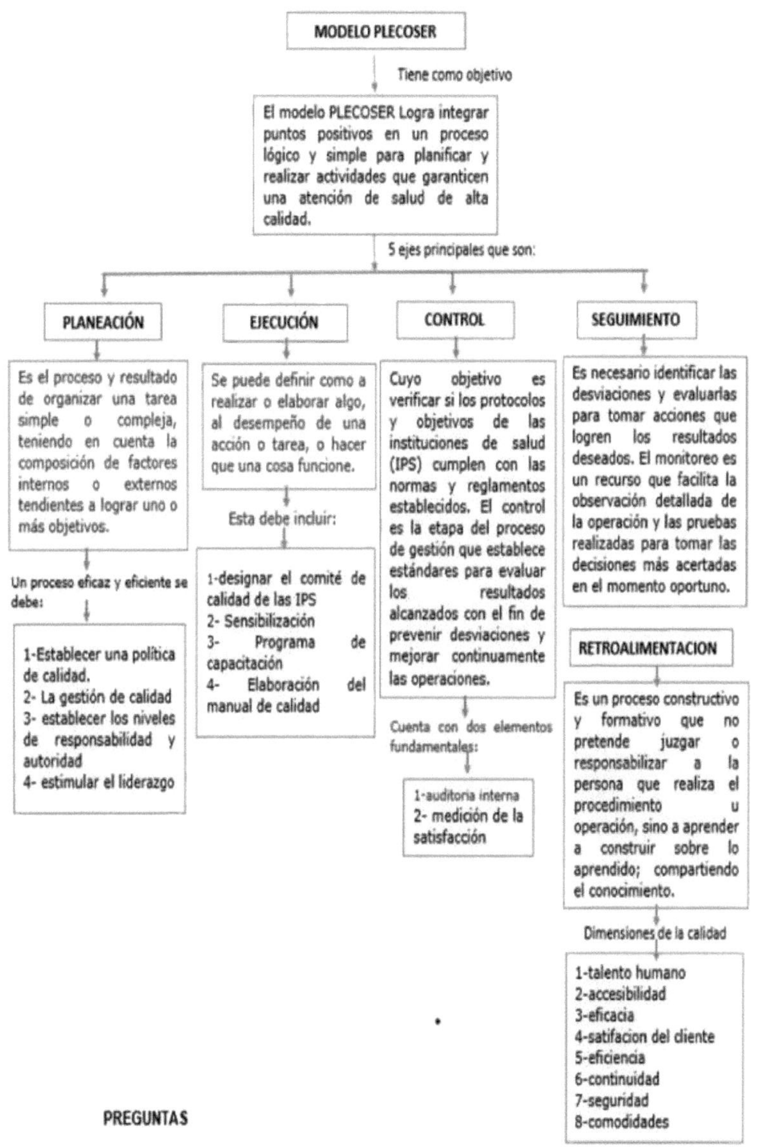

Figura 7: Modelo para o desenvolvimento de sistemas de gestão da saúde

PERGUNTAS

1- Qual é o objetivo do modelo Plecoser?

2- Quais são os 5 eixos que sustentam este modelo?

3- Que políticas institucionais estão na base do eixo de planeamento?

4- Quais são os pontos-chave a considerar para um processo de planeamento eficaz e eficiente?

5- Quantas dimensões devem ser tidas em conta no desenvolvimento do sistema Plecoser? Quais são elas?

Capítulo 6

O utilizador, epicentro do sistema de gestão da saúde

"A única forma de fazer um trabalho bem feito é gostar do que se faz. Se ainda não o encontraste, continua a procurar. Não desesperes. Tal como no amor, saberá quando o encontrar", Steve Jobs (Discurso na Universidade de Stanford).

O sistema integrado de gestão da saúde baseia-se na qualidade. A palavra qualidade é originária do latim e o seu significado é uma caraterística que distingue pessoas, bens e serviços. Embora o conceito tenha mudado ao longo dos anos, tornou-se uma parte importante do processo de planeamento da saúde e implica claramente uma resposta eficaz às situações que afectam a população, a aplicação das normas, medidas e alternativas necessárias e a utilização da validação de instrumentos e dispositivos médicos para proteger a saúde.

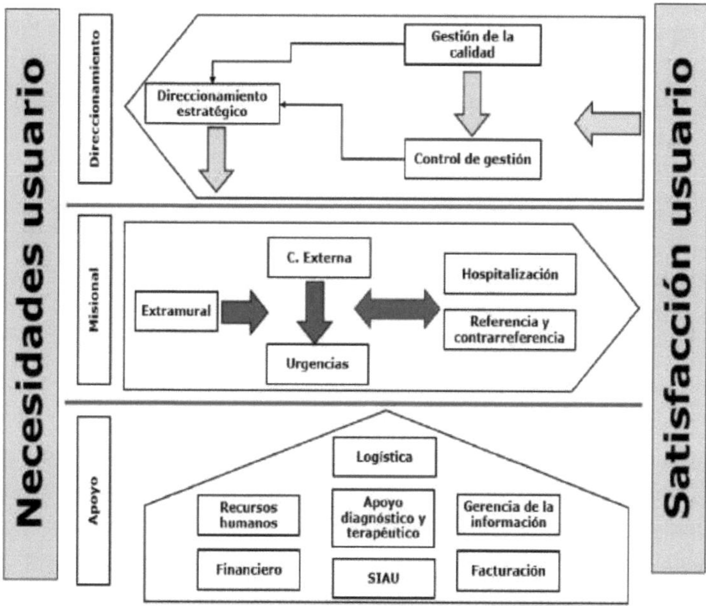

Figura 8: Sistema de gestão da qualidade

O conceito de qualidade, até hoje, sempre representou um desafio, a diferença de concepções teóricas leva a um arco-íris de opções de interpretação e aplicações, se se aceitar que os cuidados de saúde são prestados num contexto de inter-relação de processos que faz com que os produtos tenham diferentes níveis, o que é mais complexo, pelo que conseguir ser claro sobre como alcançá-lo é um exercício cheio de experiências e aprendizagens que permitiu o desenvolvimento do modelo PLECOSER como uma metodologia aplicável para o conseguir.

No âmbito deste tópico em consideração é importante pensar que a condição biológica da pessoa é diferente para cada um dentro da sua própria individualidade, portanto, é que a exigência da necessidade de cuidados será transferida dentro de um contexto de concepções de cuidados que impõe ao prestador de serviços de saúde considerar extensivamente como conseguir que todos e cada um deles obtenham essa satisfação. Muitas investigações em diferentes países do mundo ocidental demonstraram que o grau de qualidade dos cuidados obtidos por um utente está longe do desejado, e que esta diferença na qualidade dos cuidados prestados por diferentes profissionais de saúde e hospitais é insuperável, como condição de múltiplos factores e situações que ocorrem nos sistemas de saúde.

Assim, a Organização Pan-Americana de Saúde (OPAS) insinua que o avanço dos Programas de Garantia de Qualidade é necessário em termos de métodos de eficiência e um imperativo em questões éticas e morais.

Não é possível falar de qualidade em saúde sem antes conhecer as ideias concebidas pelos grandes visionários neste domínio.

Para o efeito, serão revistos os postulados de Steve Jobs, Joseph M. Juran, Walter Shewhart, W. Edwards Deming, Kaoru Ishikawa, Avedis Donabedian, considerados fundamentais na ciência da gestão e principais contributos para o desenvolvimento do MODELO PLECOSER.

Steve Jobs

No discurso de Steve Jobs na Universidade de Stanford, em junho de 2005, recordou que, quando abandonou a faculdade, decidiu tirar um curso de caligrafia no Reed College, que, segundo ele, oferecia "o melhor ensino de caligrafia do país", porque já não tinha de frequentar as aulas obrigatórias. Embora não tivesse qualquer utilidade prática para ele na altura, não servia para ganhar dinheiro, era algo que o apaixonava? Ele fazia-o e gostava.

Dez anos mais tarde, quando estava a conceber o primeiro computador Macintosh, Jobs disse que "tudo fazia sentido" para ele: "Concebemos tudo no Mac. Foi o primeiro computador com uma tipografia bonita. Seguir os seus instintos deu-lhe uma visão que depois aplicou e que se tornou um dos seus valores diferenciadores.

Diz-se que, antes do lançamento do iPod, os empregados passavam a noite toda a mudar os auscultadores porque Jobs achava que não "encaixavam" corretamente e da forma que ele queria. Manter critérios de qualidade é fundamental para um empresário, não podemos perder de vista o que é simples, o que é prático ou "o que vende".

Para Jobs, o empenho num trabalho de qualidade é fundamental para o desenvolvimento de uma ideia. Não se pode deixar as coisas pela metade, contentar-se com "o que está lá". É preciso ir mais longe, mas não se pode ficar para trás. Não se trata de ter de produzir um produto perfeito à primeira, mas sim de saber que tudo pode ser melhorado. Conseguir isso é um ponto diferencial extremamente importante.

JOSEPH M. JURAN

Mais conhecido como o pai da qualidade, nasceu a 24 de dezembro de 1904 na cidade de Braila, na Roménia. Juran defende que o conceito de qualidade deve ser entendido como a ausência de erros ou falhas que se podem manifestar como: atrasos nas entregas, falhas ou erros durante a prestação de serviços, facturas erradas, etc. Por conseguinte, a qualidade consiste em satisfazer as necessidades do utilizador.

A Trilogia Juran

1. Planeamento da qualidade. Através do planeamento, é possível determinar a força operacional de modo a realizar produtos que satisfaçam as necessidades dos clientes ou utilizadores.
2. Controlo de qualidade. Os processos que não estão sob controlo rigoroso são os que podem apresentar variações, e os seus impactos podem ser tão grandes que não permitem a análise das partes do processo que precisam de ser alteradas. Para melhorar um processo, este deve estar normalizado e sob controlo.
3. Melhoria da qualidade. Esta premissa tem como objetivo modificar o processo de forma a atingir melhores níveis de qualidade, sendo para isso fundamental identificar as razões habituais mais significativas que afectam o processo.

WALTER SHEWHART

Este teórico fez duas observações muito importantes:

- O ciclo PH VA. O ciclo Planear, Fazer, Verificar, Agir é uma metodologia fundamental para os processos de melhoria contínua.
- Controlo estatístico do processo. É muito vantajoso para o controlo e a melhoria dos processos.

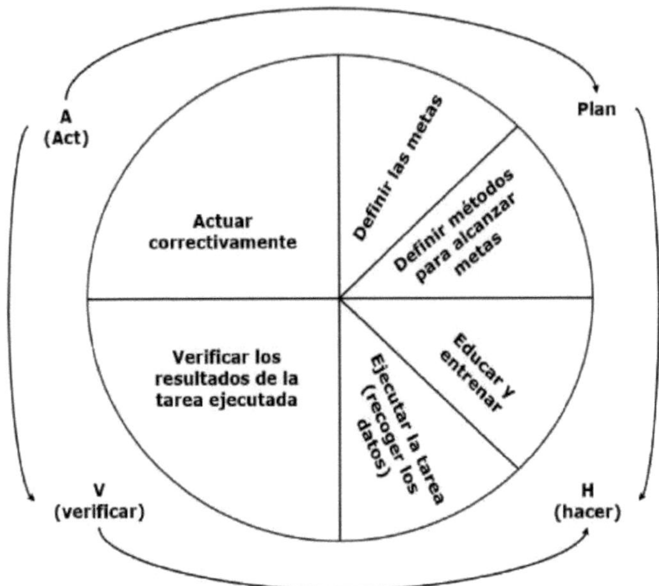

Figura 9: Ciclo do PHVA

Planeamento (P). Esta primeira fase é composta por duas etapas. Primeira: Identificar os objectivos (o quê). Segunda: Definir formas de atingir os objectivos (como).

Fazer (H). Esta é a fase de ação ou execução do que já foi estipulado na primeira fase; consiste em duas etapas: a primeira é a formação das pessoas; a segunda é a implementação do que foi planeado.

Verificar (V). Esta é a fase de controlo ou verificação dos resultados.

Ato (A). Nesta quarta ou última fase é necessário proceder em relação a todo o processo. Se o objetivo foi alcançado, é essencial uniformizar a execução para garantir os resultados do processo. Se o objetivo não foi alcançado, é urgente corrigir e afinar o processo, de forma a dar novamente a volta ao ciclo até que o objetivo seja alcançado. Por isso, a Figura 6 apresenta setas circulares, o que significa que se trata de um ciclo sem fim. Será sempre ajustado no sentido de alcançar os resultados.

W. EDWARDS DEMING

Considerado o Pai da Qualidade Moderna, nasceu a 14 de outubro de 1900, em Sioux City, Iowa. A sua infância esteve associada à pobreza e ao trabalho árduo. Estudou engenharia na Universidade de Wyoming. Obteve um doutoramento em Física Matemática na Universidade de Yale em 1927. Conheceu Walter Shewhart, um estatístico que trabalhava para os Laboratórios

Bell, e os seus escritos tornaram-se a base dos seus ensinamentos.
Durante a Segunda Guerra Mundial, formou técnicos e engenheiros americanos em estatística para que pudessem melhorar a qualidade dos fornecimentos de guerra. Foi este trabalho que chamou a atenção dos japoneses. Após a guerra, a União Japonesa de Cientistas e Engenheiros contactou
Deming. Foi para o Japão em 1950, com 49 anos, e durante os 30 anos seguintes ensinou aos gestores, engenheiros e cientistas japoneses como produzir com qualidade.
É de salientar que Deming foi convidado para o Japão precisamente quando a sua indústria e economia estavam em crise. Os japoneses ouviram atentamente e mudaram a sua forma de pensar, o seu estilo de gestão e o tratamento dado aos trabalhadores. Com os conceitos propostos na filosofia de Deming, os japoneses mudaram completamente a sua economia e produtividade para se tornarem os líderes do mercado mundial.
Só depois de um documentário transmitido pela NBC em junho de 1980, que descrevia em pormenor o sucesso industrial do Japão, é que as empresas americanas tomaram conhecimento e procuraram os conselhos de Deming.
Deming partilhou com algumas das maiores empresas americanas os seus agora famosos *Catorze Pontos* e *Sete Pecados Mortais*.
Concluiu que as soluções rápidas e fáceis típicas da América empresarial não funcionavam. Através de um processo transformador de avançar e seguir os *Catorze Pontos* e *os Sete Pecados Mortais*, as empresas americanas estariam em condições de acompanhar o ritmo do ambiente económico em constante mudança.
Segundo a proposta de Deming: Qualidade não é um luxo; Qualidade é o grau previsível de uniformidade e segurança, a um custo baixo e que se adapte ao mercado.
Se os princípios de Deming estiverem em vigor e a funcionar na sua empresa, e de acordo com Gonzalez (2007), "a qualidade aumenta, os custos baixam e as poupanças podem ser transferidas para o consumidor, os clientes obtêm produtos de qualidade, as empresas obtêm receitas mais elevadas e a economia cresce".
Deming penetrou na América corporativa em questões de consultoria e em indivíduos particulares através de manuscritos e visitas a seminários durante 13 anos da sua vida. Embora tenha morrido em 1993, a sua obra continua viva.
O ciclo de Deming foi elaborado por Shewhart. É essencialmente um método utilizado pelas empresas para melhorar os seus processos. Baseia-se no processo administrativo dividido em quatro etapas:

1. Planeamento. Projetar um produto com base nas necessidades do mercado, estabelecendo descrições e o processo de produção.
2. Realizar. Para levar a cabo o projeto.
3. Controlar. Verificar ou controlar o produto de acordo com indicadores de qualidade durante as fases do processo de produção e comercialização.
4. Analisar e atualizar. Decifrar relatórios, registos para atuar através de variações na conceção do produto, na produção e nos processos comerciais para alcançar uma melhoria contínua.

OS CATORZE PONTOS

1. Ser constante no objetivo de melhorar os produtos e serviços.
2. Adotar a nova filosofia.
3. Acabou-se a dependência da inspeção em massa.
4. Acabar com a prática de adjudicar contratos públicos apenas com base no preço.
5. Melhoria contínua e permanente do sistema de produção e de serviço.
6. Instituir a formação no local de trabalho.
7. Institucionalizar a liderança.
8. Banir o medo.
9. Eliminar as barreiras entre as áreas do pessoal.
10. Eliminar os slogans, as exortações e os objectivos para os trabalhadores.
11. Eliminar as quotas numéricas.
12. Derrubar as barreiras que impedem o sentimento de orgulho por um trabalho bem feito.
13. Estabelecer um programa vigoroso de educação e de reconversão profissional.
14. Tomar medidas para alcançar a transformação.

OS SETE PECADOS CAPITAIS

1. Falta de perseverança de objectivos.
2. Aumentar os lucros a curto prazo.
3. Avaliação do desempenho.
4. Mudança contínua da gestão.
5. Gerir uma empresa apenas com base em números tangíveis.
6. Elevados custos de saneamento.
7. Custos extraordinários de garantia promovidos por advogados que trabalham em regime de honorários quando ocorrem acontecimentos imprevistos.

KAORU ISHIKAWA

Nasceu no Japão em 1915. Licenciou-se no Departamento de Engenharia da Universidade de Tóquio. Doutorou-se em Engenharia pela mesma

universidade. Ganhou o Prémio Deming e foi reconhecido pela Associação Americana da Qualidade.
É o primeiro autor que procurou estabelecer as diferenças entre os estilos de gestão japoneses e ocidentais. É um dos precursores do conceito de qualidade total no Japão. Como tal, teve uma forte influência no resto do mundo ao destacar as diferenças culturais entre países como um fator importante para alcançar o sucesso da qualidade. É um grande crente na importância da filosofia entre os povos orientais. Está também convencido da obrigação de mudar a forma como as pessoas pensam sobre o seu trabalho. A qualidade pode ser indicada como um processo constante que, normalmente, pode ir um passo mais além. Atualmente, é conhecido como um dos gurus da qualidade mais conhecidos do mundo.
Ishikawa implementou o seu controlo de qualidade no Japão do pós-guerra. Definiu-o como "desenvolver, conceber, fabricar e manter um produto de qualidade". Talvez a contribuição mais significativa de Ishikawa tenha sido a sua contribuição para uma estratégia de qualidade japonesa.
Além disso, ele acreditava que os gestores das empresas não deveriam apenas concentrar-se no fabrico de produtos de qualidade, mas que a qualidade deveria estar presente em toda a empresa, mesmo depois da compra. Era também a favor de que a qualidade fosse levada para além do local de trabalho, para a vida quotidiana de cada pessoa.
É um dos fundadores da União dos Cientistas e Engenheiros Japoneses (UJSE), uma associação que se preocupou em manter a qualidade no Japão durante o período pós-guerra.
Ishikawa fez muitas contribuições, incluindo as seguintes:

- Primeiro autor a utilizar o conceito de Controlo da Qualidade Total (TQC).
- Eu desenho o diagrama de causa-efeito, ou diagrama de Ishikawa espinha-de-peixe.
- Explicou a importância da utilização das 7 ferramentas da qualidade.
- Trabalhou em círculos de qualidade. Analisou que os círculos de qualidade eram mais importantes para as empresas de serviços do que para as empresas transformadoras.

Analisando mais profundamente o Diagrama de Causa-Efeito, este pode ser reduzido ao facto de que, quando se analisa qualquer problema, e não apenas os problemas relacionados com a saúde, estes têm normalmente diferentes causas com diferentes graus de importância. Algumas causas podem estar relacionadas com o início do problema e outras com as consequências do problema.
Assim, o diagrama concebido por Ishikawa permite traçar as origens do

problema a estudar ou analisar. É conhecido como "Espinha de Peixe" devido à forma como são colocadas cada uma das origens ou causas que, na nossa opinião, dão origem ao problema. A sua vantagem é que ajuda a observar rápida e claramente a relação entre cada uma das causas com o resto das razões que determinam a origem do problema. Em certas ocasiões, podem ser causas independentes e, noutras, existe uma relação estreita entre elas.

Considera-se que a melhor forma de identificar os problemas é através da participação de toda a equipa de trabalho e da motivação dos participantes para apresentarem as suas sugestões. As ideias ou conceitos expressos pelos membros serão colocados em diferentes partes do diagrama. É por isso que o diagrama de Ishikawa pode ser deduzido através da observação dos resultados obtidos.

ELEMENTOS-CHAVE DO PENSAMENTO DE ISHIKAWA

- A qualidade começa com a educação e termina com a educação.
- O primeiro passo para a qualidade é determinar as necessidades do cliente.
- A fase ideal da qualidade é quando a inspeção não é necessária.
- Temos de olhar para a raiz do problema, não para as pistas.
- O controlo da qualidade é da responsabilidade de todos os trabalhadores.
- Não confundir meios com objectivos.
- Colocar a qualidade em primeiro lugar e depois os lucros a longo prazo.
- O comércio é a entrada e a saída da qualidade.
- Os quadros superiores da empresa não devem invejar o pessoal quando este dá um feedback valioso.
- Os problemas podem ser resolvidos com ferramentas simples de análise. - Informação sem divulgação é desinformação.

Kaoru Ishikawa também apresenta ao mundo as sete ferramentas básicas, tais como:

1. Gráfico de Pareto.
2. Diagrama de causa-efeito.
3. Estratificação.
4. Folha de controlo.
5. Histograma.
6. Diagrama de dispersão.
7. Gráfico de controlo de Schewhart.

AVEDIS DONABEDIAN

Precursor do estudo da qualidade nos cuidados de saúde e essencialmente conhecido pelos seus vários conceitos ou pilares da qualidade. Nascido em Beirute, no Líbano, a 7 de junho de 1919, viveu numa aldeia árabe a norte de Jerusalém. Estudou medicina na Universidade Americana de Beirute e, em

1953, mudou-se para os Estados Unidos para fazer um mestrado em Saúde Pública na Universidade de Harvard em 1955. Em 1961, tornou-se professor na Escola de Saúde Pública da Universidade de Beirute.

Michigan, onde desenvolveu a parte central das suas teorias. Morreu em 9 de novembro de 2000.

Na altura da sua morte, era professor no Nathan Sinai como Distinguished Professor Emeritus of Public Health. Era também membro do Instituto de Medicina da Academia Nacional de Ciências dos Estados Unidos da América e membro honorário do Royal College of General Practitioners do Reino Unido e da Academia Nacional de Medicina do México. Recebeu a Medalha Sedgwick por Serviços Distintos em Saúde Pública em 1999, o mais alto prémio conferido pela Associação Americana de Saúde Pública.

Donabedian dedicou uma maior atenção à questão específica da qualidade dos cuidados de saúde que transformou os modelos existentes na altura. Através de oito livros, mais de 50 artigos e numerosos trabalhos, mudou o pensamento sobre os sistemas de saúde. Ele viu a resposta social às dificuldades de saúde não como um grupo de eventos não relacionados, mas sim como uma causa complicada guiada por princípios gerais. Na grande maioria dos seus textos, Donabedian estava à frente dos seus colegas, manifestando um horizonte intelectual alargado.

Foi o autor que introduziu os conceitos de Estrutura, Processo e Resultado, que constituem o modelo prevalecente de avaliação da qualidade dos cuidados de saúde.

No número de junho de 2000 do boletim da Organização Mundial de Saúde, Donabedian apresentou um dos seus textos, no qual discutia a medição da competência dos médicos. Na parte introdutória deste artigo, Donabedian prestou especial atenção aos efeitos da qualidade dos cuidados.

É inegável que Donabedian foi um ativista incansável na tentativa de colmatar o fosso entre a academia - teoria - e a ação - prática.

A sua condição de doente de cancro da próstata desde 1972 levou-o a compreender tão bem os seus pares, tendo ele próprio sido doente durante muitos anos da sua vida. As declarações que comunicou a Fizthugh Mullan, um mês antes de morrer, dão-nos uma ideia do que pensava sobre os cuidados de saúde.

- "A qualidade que se vê no hospital está realmente limitada à competência técnica e, mais recentemente, à atenção superficial ao processo interpessoal. Manter o doente feliz, ser simpático com ele, tratá-lo por senhor ou senhora, lembrar-se do seu nome. A ideia de que os doentes devem ser envolvidos nos seus cuidados não é geralmente praticada de forma responsável. Atualmente, fala-se de autonomia do doente, mas isso traduz-se geralmente em negligência do doente. O médico deve trabalhar diligentemente com o doente para chegar a uma solução que, em última análise, é aceitável para o doente, mas que não é dirigida ao doente. O papel do médico é assegurar ativamente que o doente chega a uma decisão razoável, mas sem ser manipulador.

- "Muitos médicos escondem-se por detrás da afirmação de que são bons clínicos mas que o sistema está errado, não se apercebendo de que eles são o aspeto fundamental do sistema (...)".
- "Não se ensina gestão de sistemas nas escolas de medicina ou nas áreas da saúde. E depois os médicos e os enfermeiros são encarregados de sistemas que estão frequentemente sujeitos a pressões financeiras a curto prazo. Estas pressões são reais, mas o objetivo dos bons sistemas deve ser lidar com elas.
- "Nunca estive convencido de que a concorrência, por si só, possa melhorar a eficiência ou a eficácia dos cuidados de saúde ou mesmo reduzir o seu custo. Penso que a comercialização dos cuidados de saúde é um grande erro. A saúde é uma missão sagrada. É uma empresa moral e uma empresa científica, mas não uma empresa comercial no sentido estrito. Não estamos a vender um produto. Não temos um cliente que compreenda tudo e que faça escolhas razoáveis - e eu incluo-me também nessa categoria. Os médicos e as enfermeiras são guias de algo muito valioso. O seu trabalho é uma espécie de vocação e não apenas um emprego; os valores comerciais não captam o que eles fazem pelos doentes e pela sociedade em geral.
- "A sensibilização para os sistemas e a conceção de sistemas são importantes para os profissionais de saúde, mas não são suficientes. São apenas mecanismos facilitadores. O que é essencial para o sucesso de um sistema é a dimensão ética dos indivíduos. Em última análise, o segredo da qualidade é o amor. É preciso amar o doente, é preciso amar a profissão, é preciso amar Deus. Se se tem amor, então é possível olhar para trás para controlar e melhorar o sistema. O comercialismo não deve ser a força central do sistema".

Outros pensadores importantes, mas menos conhecidos, incluem: Philip B. Crosby, Genichi Taguchi, Shigeo Shingo, Jan Carlzon, Stephen R. Covey, Taiichi Ohno, Masaka Imai, destacamos abaixo as suas contribuições mais importantes.

PHILIP B. CROSBY

Crosby defende que a qualidade se baseia em quatro princípios absolutos:

1. A qualidade é o cumprimento dos requisitos
2. O sistema de qualidade é a prevenção
3. A norma de desempenho é zero defeitos
4. A medida da qualidade é o preço do incumprimento.

Com base nos princípios acima referidos, propõe um programa em 14 etapas para melhorar a qualidade:

1. Compromisso de gestão
2. Equipa de melhoria da qualidade
3. Medição do nível de qualidade
4. Sensibilização para a qualidade
5. Avaliar o custo da qualidade
6. Sistema de acções corretivas
7. Criar o Comité do Programa Zero Defeitos
8. Formação de supervisores
9. Definir o Dia do Zero Defeito
10. Definição de objectivos
11. Eliminar as causas dos erros
12. Dar reconhecimento
13. Formação de conselhos de qualidade
14. Repetir tudo de novo

Todas as empresas que se baseiam na gestão da qualidade passam por seis fases de mudança, designadas por 6Cs:

1. Compressão
2. Compromisso
3. Concorrência
4. Comunicação
5. Correção
6. Continuidade

Mas a administração tem a responsabilidade de cumprir os três "T":

1. Tempo
2. Talento
3. Tesouro

Por outro lado, Crosby concebeu a vacina da qualidade, que representa a necessidade de todas as empresas comunicarem a existência de produtos não conformes, de acordo com as especificações do produto. Assim, a vacina é composta pelos seguintes elementos:

- Integridade
- Sistemas
- Comunicações
- Operações
- Políticas

GENICHI TAGUSHI

Outro autor pouco conhecido é Genichi Tagushi. Este autor define a qualidade em termos de perda económica. Assim, a qualidade é definida de forma monetária através da função de perda, segundo a qual quanto maior for a variação de uma especificação em relação ao valor nominal, maior será a perda económica para o consumidor.

Os 7 pontos do TAGUSHI

1. É importante definir a qualidade em termos económicos através da função de perda.
2. Para sobreviver atualmente, é necessário aplicar o processo de melhoria contínua e a redução da variabilidade, pois são indispensáveis.
3. O processo de melhoria contínua está intimamente relacionado com a redução da variabilidade centrada no valor-alvo.
4. A variabilidade no desempenho do produto cria uma perda para o utilizador, que pode ser medida como o quadrado da diferença entre o desempenho real e o valor traçado.
5. É na fase de conceção que se estabelece a qualidade e se estima o custo final do produto.
6. Um produto pode ser projetado com base na parte não linear da sua resposta, a fim de reduzir a variabilidade.
7. A variabilidade pode ser reduzida através da conceção de experiências, escolhendo os tipos ideais de variáveis envolvidas no fabrico do produto.

Por conseguinte, a engenharia da qualidade executa tarefas com o objetivo de reduzir as perdas causadas pela variação.

SHIGEO SHINGO

É um autor possivelmente mais conhecido pelos seus contributos no domínio da maximização da produção do que da qualidade total. No entanto, a tese principal da sua filosofia é que um dos maiores obstáculos à maximização da produção é o facto de se deparar com dificuldades de qualidade. O seu método SMED faz maravilhas se tivermos um processo com zero defeitos, para o qual propôs o desenvolvimento de sistemas Poka-Yoke (à prova de erros).

ZERO EXISTÊNCIAS

Uma das vantagens que uma empresa pode obter com o método de inventário zero em processo, para além das poupanças financeiras, são

Redução drástica dos defeitos de produção para zero, devido ao facto de que quando ocorre um defeito, a produção é interrompida até que as causas do defeito possam ser eliminadas. Assim, ao reduzir os defeitos a zero, o excedente de matérias-primas devido aos produtos rejeitados é reduzido a zero e o consumo de energia e de outros materiais de consumo é reduzido ao mínimo.

Além disso, as fábricas necessitam de menos espaço porque não têm de

armazenar inventários em curso ou materiais irregulares ou defeituosos.
Assim, o sistema de produção tem a obrigação de funcionar sem falhas, o que o torna previsível e, por conseguinte, seguro no que respeita à entrega just-in-time.
Por conseguinte, o sistema POKA-YOKE não é mais do que o desenvolvimento de unidades que ajudam a detetar defeitos de produção e a comunicá-los prontamente, a fim de chegar à raiz do problema e evitar que este se repita.
Shingo também propôs o conceito de controlo na origem para detetar erros a tempo. Através deste método, o processo é interrompido e corrigido imediatamente, de modo a evitar que se transforme num produto defeituoso numa fase posterior.
Outro fator de sucesso no processo de produção é a implementação dos Cinco S's: que significa ordem e limpeza. Isto é possível através da organização do local de trabalho, introduzindo a técnica japonesa dos 5 S's:

1. Seri: Seleção. Diferenciar o que é necessário do que não é.
2. Secção: Ordem. Um lugar para cada coisa e cada coisa no seu lugar.
3. Seiso: Limpeza. Utilizar métodos para manter o local de trabalho limpo.
4. Seiketsu: Normalização. Estabelecer padrões e métodos que sejam fáceis de seguir.
5. Shitsuke: Manutenção. Criar métodos para o tornar um hábito.

NÍVEIS DE PREVENÇÃO DO POKA-YOKE

Os níveis de prevenção indicados para o Poka-Yoke são
Nível zero. Fornecer informações mínimas aos empregados sobre as operações normais.
Nível 1: comunicação dos resultados das actividades de controlo. Comunicar os resultados das actividades de controlo para que cada empregado possa observar o seu desempenho.
Nível 2: Informação sobre as normas. As normas e os métodos são indicados para que cada colaborador possa começar a detetar as não-conformidades e ajudar a corrigi-las.
Nível 3: Estabelecer normas claras no local de trabalho. Estabelecer um padrão para o seu próprio ambiente de trabalho, com os seus materiais, equipamento ou espaço, criar métodos e processos normais no seu próprio local de trabalho.
Nível 4: Alarmes. Para orientar o tempo de inspeção e a rapidez de resposta, é necessário instalar um alarme visível que indique aos empregados a ocorrência de um defeito ou de uma irregularidade.
Nível 5: prevenção. O sistema de controlo visual proporciona o tempo e a subtileza necessários para detetar e corrigir as irregularidades.

Nível 6: à prova de erros. A utilização de uma vasta gama de dispositivos para inspecionar 100% dos produtos, de modo a que sejam concebidos para serem à prova de erros ou falhas e para garantir que a irregularidade não se repetirá durante o processo.

JAN CARLZON

A este autor é atribuído o conceito de *momentos de verdade*, a partir do qual foi desenvolvido todo um programa de gestão da qualidade para empresas de serviços.

Para Carlzon, os momentos da verdade são os intervalos de tempo em que os empregados de uma empresa têm contacto com os seus clientes para realizar a prestação de um serviço. É durante estes momentos que a empresa é posta à prova, uma vez que a imagem depende, nestes momentos, da capacidade do empregado para satisfazer as necessidades do cliente e causar uma boa impressão.

No âmbito da sua estratégia de qualidade, são detalhadas todas as etapas que o cliente segue no momento em que recebe o serviço, do ponto de vista do cliente, o que se designa por ciclo de serviço e que estabelece os momentos de verdade que podem ser encontrados, quem é responsável nesses momentos e o que deve ser conhecido ou decidido para assumir responsabilidades.

De acordo com Carlzon, todos os empregados precisam de sentir e saber que são necessários, uma vez que a motivação é uma chave fundamental para alcançar a qualidade.

Os clientes não estão interessados em saber que fazem parte de um grande mercado identificado pelo empregador, todos querem ser tratados como indivíduos, pelo que o empregado de serviço ao cliente não deve sentir-se comprometido com as políticas da empresa concebidas para tratar todos os clientes da mesma forma. Só esse empregado será capaz de ver as diferenças entre os clientes e poderá tomar decisões para fornecer ao cliente aquilo de que ele necessita.

STEPHEN R. COVEY

Segundo Covey, os hábitos são o resultado da capacidade de intercetar o conhecimento, a capacidade (habilidade) e o desejo (atitude), pois estes são necessários para alcançar a excelência pessoal. Ele também defende que a maturidade pessoal está sempre em desenvolvimento.

Covey recomenda incentivar sete hábitos que as pessoas eficazes têm:

1. Seja proactivo. O nosso comportamento é função das nossas decisões, não das nossas situações.
2. Ter um objetivo em mente. Ou seja, ter um objetivo fixo, saber onde queremos chegar.

3. Estabelecer as primeiras coisas primeiro. Saber gerir-se a si próprio e não deixar que façam as coisas por nós.
4. Pense em ganhar/ganhar. Considere a relação ganha/ganha, ou, por outras palavras, que ambas as partes ficam satisfeitas.
5. Procurar primeiro compreender e depois ser compreendido. Para isso, é preciso praticar a empatia.
6. Sinergizar. Ser capaz de trabalhar em equipa.
7. Afiar o machado. Procurar sempre a excelência pessoal contínua.

Olhando para estes sete pontos, os três primeiros conduzem à excelência individual, os três seguintes à excelência social e o último é o que torna possível os seis anteriores.

Para melhorar, é preciso ter autocontrolo, é preciso:

- Saber para onde estamos a ir
- Perceber se o estamos a alcançar
- Ter os meios e as oportunidades para o conseguir

Como se pode deduzir do que precede, a obtenção da qualidade é uma abordagem que anda de mãos dadas com o conceito de prestação de serviços de saúde. Temos de estar conscientes, convencidos e empenhados em desenvolver todas as nossas acções e estratégias no âmbito da satisfação dos utentes, da prestação eficiente de serviços e, por conseguinte, da geração dos custos mais baixos possíveis.

Para isso, temos de gerar, assegurar, controlar e melhorar os nossos processos, enquadrados na plena satisfação dos nossos utilizadores internos e externos. Desenvolver um sistema de gestão baseado em processos.

TAIICHI OHNO

Outro dos autores que emitiu um conceito relacionado com a qualidade foi Taiichi Ohno. Como vice-presidente da Toyota Motor, ele foi o criador do método de gestão *Just in Time* (JIT). Este método de gestão está orientado para a melhoria dos resultados da empresa com a participação de todos os colaboradores, eliminando as actividades que não acrescentam valor ao processo.

MASAKA IMAI

Este autor japonês propõe a estratégia Kaizen. Trata-se de um sistema que resume várias teorias que podem ser aplicadas a diferentes estruturas empresariais. Kaisen é uma palavra japonesa que significa melhoria. A sua raiz, Kai, é mudança e Zen, é bondade. Assim, para este autor, tudo pode ser melhorado, com a ajuda e a participação de todas as pessoas envolvidas no processo.

O pensamento desses importantes pensadores e geradores da qualidade, especialmente os postulados de Avedis Donabedian, são básicos para a gestão da qualidade em saúde e servem de base para o modelo de auditoria e gestão da qualidade apresentado no capítulo do Modelo PLECOSER.

Contribuição dos estudantes de Administração Geral de Saúde para este capítulo

Fornece uma visão aprofundada e abrangente do conceito de qualidade na gestão da saúde e da sua relação com a satisfação dos utentes. Ao longo do capítulo, é realçada a importância da qualidade e são apresentadas diferentes visões e teorias de figuras-chave da gestão da qualidade, incluindo Steve Jobs, Joseph M. Juran, Walter Shewhart, W. Edwards Deming, Kaoru Ishikawa e Avedis Donabedian.

O capítulo começa com uma citação de Steve Jobs que sublinha a necessidade de amar o que se faz para o fazer bem. Esta ideia de paixão e empenho é essencial na gestão da qualidade nos cuidados de saúde, uma vez que os profissionais de saúde devem estar totalmente empenhados em melhorar continuamente os seus serviços para satisfazer as necessidades dos utentes.

Neste caso, é feita uma crítica construtiva ao capítulo. Embora a ênfase na qualidade seja essencial, seria benéfico explorar melhor a forma como as instituições de cuidados de saúde podem cultivar esta paixão e este empenho entre o seu pessoal. Que estruturas de apoio, incentivos e oportunidades de desenvolvimento profissional podem criar para motivar o seu pessoal a procurar a excelência nos cuidados aos doentes?

O capítulo também aborda o conceito de qualidade a partir de uma variedade de perspectivas teóricas, o que acrescenta uma valiosa profundidade e complexidade à discussão. No entanto, seria útil haver mais síntese e avaliação crítica destas teorias: como é que estas teorias se comparam e contrastam e que implicações práticas têm para a gestão da qualidade na saúde?

Além disso, embora o capítulo aborde a importância da individualidade e das diferenças nas necessidades de cuidados de saúde, não explora em profundidade a forma como os sistemas de saúde se podem adaptar a essas diferenças. Como podem os sistemas de saúde ser concebidos para serem mais centrados no utilizador e responderem às necessidades individuais de cada doente?

O capítulo também sublinha a importância da individualidade nos cuidados de saúde e a forma como os sistemas de saúde têm de se adaptar às necessidades individuais de cada doente. Este é um aspeto crítico do sistema de gestão da saúde que é frequentemente negligenciado, e a discussão sobre este tópico neste capítulo é um lembrete valioso de que cada doente é único e que os sistemas de saúde têm de ser flexíveis e adaptáveis para satisfazer as suas

necessidades individuais.
Para além disso, considero interessante a proposta de utilização do modelo PLECOSER como metodologia para alcançar a qualidade nos cuidados de saúde. No entanto, a explicação e a descrição deste modelo no capítulo poderiam ter sido mais aprofundadas e pormenorizadas, para que os leitores pudessem compreender plenamente como este modelo pode ser aplicado na prática.
Em suma, este capítulo fornece uma panorâmica abrangente e bem fundamentada da gestão da qualidade nos cuidados de saúde, com uma forte ênfase na importância da centralização no utilizador. No entanto, poderia beneficiar de uma maior exploração da forma como estes conceitos teóricos de qualidade podem ser aplicados na prática no sistema de saúde e como a experiência do utilizador pode ser melhorada.
O capítulo apresenta uma panorâmica geral da qualidade na gestão da saúde e do seu impacto na satisfação dos utentes. Particularmente relevante é a inclusão de diferentes teorias e pontos de vista dos principais intervenientes na gestão da qualidade. No entanto, seria útil fornecer uma discussão mais pormenorizada sobre a forma como estas teorias podem ser efetivamente aplicadas num contexto de cuidados de saúde.
Embora o capítulo faça um bom trabalho ao realçar a importância da paixão e do empenhamento na gestão da saúde, seria bom incluir sugestões ou estratégias
Podem ser introduzidos incentivos específicos ou programas de desenvolvimento profissional para promover a melhoria contínua?
Além disso, embora o capítulo mencione a importância da individualidade e das diferenças nas necessidades de cuidados de saúde, seria útil explorar mais aprofundadamente a forma como os sistemas de saúde se podem adaptar a essas diferenças. Como podem os sistemas de saúde ser concebidos para serem mais centrados no utilizador e personalizarem os cuidados de acordo com as necessidades individuais de cada doente?
O modelo PLECOSER é apresentado como uma proposta interessante para alcançar a qualidade nos cuidados de saúde. No entanto, seria útil uma descrição mais pormenorizada e uma explicação mais clara da forma como este modelo pode ser aplicado na prática.
Em resumo, o Capítulo 6 fornece uma visão geral valiosa da gestão da qualidade na saúde, salientando a importância da centralização no utilizador. No entanto, poderia beneficiar de mais pormenores práticos e exemplos reais de como estes conceitos podem ser implementados no sistema de saúde. Também seria útil incluir mais estratégias e sugestões sobre como promover a

paixão e o empenhamento entre o pessoal de saúde e como adaptar os sistemas de saúde para satisfazer as necessidades individuais de cada doente.
fornece uma visão aprofundada e abrangente do conceito de qualidade na gestão dos cuidados de saúde e da sua relação com a satisfação dos utentes. Ao longo do capítulo, é realçada a importância da qualidade e são apresentadas diferentes visões e teorias de figuras-chave da gestão da qualidade, incluindo Steve Jobs, Joseph M. Juran, Walter Shewhart, Edwards Deming, Kaoru Ishikawa e Avedis Donabedian.
O capítulo começa com uma citação de Steve Jobs que sublinha a necessidade de amar o que se faz para o fazer bem. Esta ideia de paixão e empenho é essencial na gestão da qualidade nos cuidados de saúde, uma vez que os profissionais de saúde devem estar totalmente empenhados em melhorar continuamente os seus serviços para satisfazer as necessidades dos utentes.
Neste caso, é feita uma crítica construtiva ao capítulo. Embora a ênfase na qualidade seja essencial, seria benéfico explorar melhor a forma como as instituições de cuidados de saúde podem cultivar esta paixão e este empenho entre o seu pessoal. Que estruturas de apoio, incentivos e oportunidades de desenvolvimento profissional podem criar para motivar o seu pessoal a procurar a excelência nos cuidados aos doentes?
O capítulo também aborda o conceito de qualidade a partir de uma variedade de perspectivas teóricas, o que acrescenta profundidade e complexidade valiosas à discussão. Como é que estas teorias se comparam e contrastam, e que implicações práticas têm para a gestão da qualidade na saúde?
Além disso, embora o capítulo aborde a importância da individualidade e das diferenças nas necessidades de cuidados de saúde, não explora em profundidade a forma como os sistemas de saúde se podem adaptar a essas diferenças. Como podem os sistemas de saúde ser concebidos para serem mais centrados no utilizador e responderem às necessidades individuais de cada doente?
O capítulo também sublinha a importância da individualidade nos cuidados de saúde e a forma como os sistemas de saúde têm de se adaptar às necessidades individuais de cada doente. Este é um aspeto crítico do sistema de gestão da saúde que é frequentemente negligenciado, e a discussão sobre este tópico neste capítulo é um lembrete valioso de que cada doente é único e que os sistemas de saúde têm de ser flexíveis e adaptáveis para satisfazer as suas necessidades individuais.
Para além disso, considero interessante a proposta de utilização do modelo PLECOSER como metodologia para alcançar a qualidade nos cuidados de saúde. No entanto, a explicação e a descrição deste modelo no capítulo

poderiam ter sido mais aprofundadas e pormenorizadas, para que os leitores pudessem compreender plenamente como este modelo pode ser aplicado na prática.

Em suma, este capítulo fornece uma panorâmica abrangente e bem fundamentada da gestão da qualidade nos cuidados de saúde, com uma forte ênfase na importância da centralização no utilizador. No entanto, poderia beneficiar de uma maior exploração da forma como estes conceitos teóricos de qualidade podem ser aplicados na prática no sistema de saúde e como a experiência do utilizador pode ser melhorada.

Capítulo 7

Observação e qualidade

"Diga-me como se mede e eu digo-lhe como me comporto".

ELIYAHU M. GOLDRATT

O efeito Hawthorne é um resultado descrito pela ciência psicológica que se refere à forma como a observação de uma pessoa durante o dia de trabalho afecta o seu desempenho. O conceito tem origem em experiências realizadas na empresa Hawthorne Works, que solicitou uma série de estudos nas suas instalações para descobrir como diferentes tipos de observação poderiam afetar a produtividade de cada um dos seus empregados.

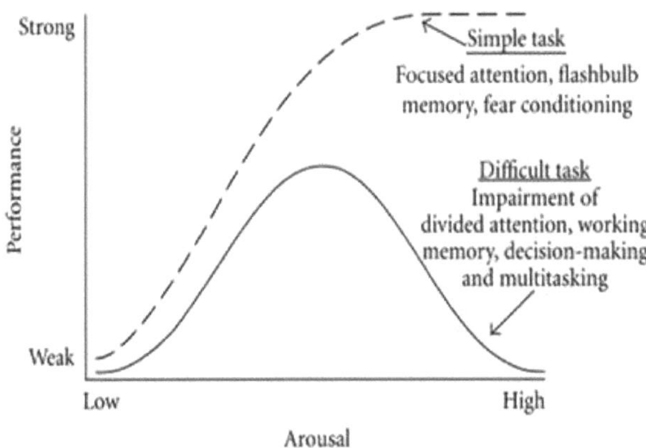

Figura *10:* Resultados das experiências na Hawthorne Company

Os dados obtidos não suscitaram grande interesse até que, nos anos 50, o investigador Henry Landsberger descobriu que o cumprimento dos trabalhadores estava relacionado com a observação. Eles melhoravam quando se sentiam observados.

De acordo com as conclusões de Landsberger, uma grande parte do pessoal da empresa alterou as suas rotinas e a intensidade da sua atividade sob observação direta e com aviso prévio.

O modelo de cuidados de saúde deve ter em conta o efeito Hawthorne da forma mais positiva e motivadora possível, incluindo-o nos processos quotidianos de todas as instituições de saúde; entendendo a qualidade desejada como um conjunto de orientações, processos, acções e instrumentos aplicados na organização da prestação de serviços para garantir a disponibilidade, a acessibilidade, a oportunidade, a aceitabilidade, a aceitabilidade, a exaustividade, a qualidade e a competência profissional, a continuidade, a forte

resolutividade e a eficiência dos cuidados de saúde, com enfoque na pessoa e nos resultados em saúde, considerando o seu percurso de vida e o seu ambiente, na promoção, prevenção, diagnóstico, tratamento, reabilitação e paliação que legitimem o direito fundamental à saúde.
O conceito de qualidade tem evoluído ao longo do tempo. No passado, estava ligado à perceção de fazer as coisas bem, independentemente do custo ou do esforço, com o objetivo de produzir um produto único. Era mais um conceito do tipo artesanal.
Com o advento da revolução industrial, a produção está ligada à qualidade, o objetivo é satisfazer a procura e obter assim um rendimento económico.
Durante a Segunda Guerra Mundial, a qualidade estava relacionada com a eficácia do armamento sem ter em conta o seu custo, com a maior e mais acelerada produção.
No período pós-guerra, a qualidade no Japão está relacionada com o facto de produzir bem, minimizar os custos através da qualidade, satisfazer as necessidades dos clientes. Enquanto no resto dos países se caracterizava por produzir mais, satisfazendo a procura do pós-guerra.
Após esta fase, começaram a ser introduzidas técnicas de revisão da produção para evitar a libertação de produtos defeituosos. A partir deste momento, nasceu o conceito de controlo de qualidade.
O conceito de Garantia da Qualidade é introduzido mais tarde e é definido como sistemas desenvolvidos para evitar o fabrico de produtos imperfeitos. Mais tarde, o conceito evolui para o que se designa por Qualidade Total, uma teoria de gestão centrada na satisfação contínua dos requisitos dos clientes.

Qualidade dos cuidados de saúde

O Dr. Donabedian definiu a qualidade em saúde como: "Uma propriedade dos cuidados médicos que pode ser obtida em diferentes graus. A obtenção de maiores benefícios com menos riscos para o utente, dependendo dos recursos disponíveis e dos valores sociais prevalecentes.
Para além disso:
Os cuidados médicos são dados como o tratamento prestado por um profissional de saúde a um episódio de doença claramente estabelecido num determinado doente, do qual resultam dois aspectos, o primeiro como cuidados técnicos, que é a aplicação da ciência e da tecnologia para a resolução de um problema de saúde, e o segundo como a relação interpessoal, que é a interação social e económica entre o profissional de saúde e o doente. (p. 6).
A qualidade, por outro lado, compreende quatro dimensões:
1. A dimensão técnica. Consiste na melhor aplicação de todos os conhecimentos profissionais combinados com a tecnologia, de acordo com os

procedimentos e equipamentos que podem ser utilizados em benefício do doente.

2. Segurança. Procura assegurar que, ao tratar um doente, o maior benefício seja alcançado com o menor risco para o doente, de modo a que os benefícios para um doente não possam ser alcançados à custa de um risco acrescido para o doente ou para os seus familiares.

3. Atendimento. A prontidão e a continuidade da prestação de cuidados aos doentes são consideradas de extrema importância, sendo muito relevantes a relação interpessoal com o doente, as condições do local onde o serviço é prestado e a facilidade de acesso disponível para a prestação do serviço.

4. Relação custo-benefício. Compreender a relação entre os benefícios e os riscos envolvidos, uma vez que a melhoria da qualidade pode aumentar os custos.

O conceito de qualidade pode variar, consoante a abordagem a partir da qual é encarado, o interesse do prestador de serviços (IPS, profissional), do pagador (EPS, ARS, doente) ou do recetor (utilizador). Juran define-a como "adequação ou aptidão para a utilização", enquanto para Ishikawa é a "satisfação dos requisitos dos consumidores desse produto ou serviço".

Nas instituições onde são prestados serviços de saúde, é necessário desenvolver programas de garantia da qualidade, desde o serviço clínico individual até às redes de prestadores de serviços de saúde. É, pois, indispensável desenvolver procedimentos contínuos de medição e avaliação quantitativa e qualitativa da qualidade dos cuidados prestados. Para tal, é essencial estabelecer padrões que permitam uma comparação constante entre o sistema e a perceção dos utentes, com o objetivo de implementar processos de melhoria contínua que ajudem a melhorar a qualidade dentro do sistema e para os utentes do sistema.

Um dos métodos para poder avaliar a qualidade dos cuidados é através da definição de indicadores e padrões, que devem ser adaptados e estabelecidos de acordo com a situação particular a avaliar e os objectivos pretendidos, porque o grande desafio para os sistemas de saúde é desenvolver uma metodologia de avaliação adequada e adaptada às necessidades e oportunidades das diferentes áreas, definindo critérios unificados sobre em que consistem os cuidados de saúde.

De acordo com os ensinamentos do Dr. Donabedian, são tidos em conta três elementos principais para avaliar a qualidade da saúde.

1. Estrutura. São as caraterísticas dos espaços onde são prestados os cuidados. O objetivo da sua avaliação é analisar as particularidades das instalações, do equipamento, da tecnologia, do talento humano técnico e auxiliar, dos recursos

financeiros e do sistema de informação interno e externo. A estrutura é muito importante para o desenvolvimento dos processos e para os padrões de comportamento das pessoas e dos sistemas que a integram. As vantagens desta avaliação assentam na possibilidade de se poder obter informação objetiva, valiosa e fiável. A sua grande desvantagem reside no facto de não se poder deduzir a qualidade da estrutura, nem a boa qualidade dos cuidados. A estrutura implica as qualidades das instalações em que os cuidados são prestados. Isto inclui as qualidades dos recursos materiais (tais como instalações, equipamento e dinheiro), dos recursos humanos (número e qualificações do pessoal) e da estrutura organizacional (tais como a organização da equipa médica, os métodos de controlo da qualidade e os métodos de reembolso).

2. O processo. Trata-se do conjunto das acções realizadas pelos prestadores de cuidados e das suas competências para prestar cuidados. A avaliação da qualidade ao nível do *Processo* incorpora toda a informação sobre os serviços oferecidos pelos profissionais da instituição, e sobre o grau de coordenação e integração entre os diferentes serviços responsáveis pelo diagnóstico, tratamento e reabilitação, e de apoio administrativo e financeiro, sendo mais importante a existência e aplicação de diretrizes ou protocolos de gestão diagnóstica e terapêutica. O processo envolve o que é efetivamente feito ao prestar e receber cuidados. Inclui as actividades do doente na procura e realização dos cuidados e as actividades do médico na elaboração do diagnóstico e na recomendação ou aplicação do tratamento.

3. Resultados. São considerados os benefícios alcançados pelo paciente. A avaliação da qualidade dos *resultados* é medida através de indicadores que avaliam a preservação ou melhoria do estado de saúde do doente, a presença ou ausência de eventos adversos, morte ou incapacidade a diferentes níveis. É também avaliada a satisfação alcançada pelo prestador e pelo utilizador dos serviços. As vantagens que se podem obter com esta avaliação são a eficácia dos cuidados de saúde, que os resultados em termos globais são mais reais e a quantificação mais precisa, e os estudos podem tornar-se mais universais e comparáveis no que se refere à validade e fiabilidade desses resultados. O resultado envolve os efeitos dos cuidados no estado de saúde do doente e da população. As melhorias nos conhecimentos dos doentes e as mudanças no seu comportamento em matéria de saúde estão incluídas numa definição alargada de estado de saúde, tal como o grau de satisfação dos doentes com os cuidados. Esta abordagem tripartida da avaliação da qualidade só é possível porque uma boa estrutura aumenta a probabilidade de um bom processo, e um bom processo aumenta a probabilidade de um bom resultado. Por conseguinte, é

necessário estabelecer essa relação antes de qualquer componente da estrutura, do processo ou do resultado poder ser utilizado para avaliar a qualidade. A atividade de avaliação da qualidade não é
especificamente concebidos para estabelecer a presença destas relações. É necessário um conhecimento prévio da relação entre estrutura e processo, e entre processo e resultado, antes de se poder efetuar uma avaliação da qualidade.

O principal instrumento de avaliação da qualidade dos cuidados de saúde é a auditoria médica, que avalia a estrutura, os processos e os resultados da prestação de serviços de saúde.

Donabedian é o mais expressivo sobre a metodologia, que deve ser tida em conta para avaliar a qualidade. Os requisitos de estrutura encapsulam os recursos disponíveis para os prestadores de cuidados de saúde; os parâmetros de processo compreendem o objeto primário da avaliação, incluindo as actividades a realizar pelos e entre os profissionais e os doentes; e os requisitos de resultado incluem a alteração do estado de saúde atual e futuro do doente.

Na Colômbia, após a implementação do SGSSS, foi dada grande ênfase à qualidade dos serviços de saúde que devem ser oferecidos pelas Instituições Prestadoras de Serviços (IPS), especialmente com o Decreto 2174 de 1996, que ordenou o Sistema Obrigatório de Garantia de Qualidade, posteriormente alterado pelo Decreto 2309 de 2002 e pelo Decreto 1011 de 2006, de 3 de abril de 2006. Decreto 780 de 2016 "Pelo qual é publicado o Decreto Regulamentar Único do Setor da Saúde e Proteção Social", que foi uma compilação do Decreto 1011 de 2006 "Pelo qual é estabelecido o Sistema Obrigatório de Garantia da Qualidade dos Cuidados de Saúde (SOGCS) do Sistema Geral de Segurança Social na Saúde".

Por meio da Resolução 3100 de 2019 "Onde são definidos os procedimentos e condições para o registo dos prestadores de serviços de saúde e a autorização dos serviços de saúde e é aprovado o Manual de Registo dos Prestadores de Serviços de Saúde e Autorização dos Serviços de Saúde".

O SOGCS é composto por quatro elementos principais, nomeadamente: Sistema Único de Habilitação (SUH), Programa de Auditoria para o Melhoramento da Qualidade (PAMEC), Sistema Único de Acreditação (SUA) e o Sistema de Informação para a Qualidade em Saúde (SICS).

Resumindo, sobre os elementos fundamentais a ter em conta quando se pretende desenvolver o sistema, não só como modelo de apresentação, mas também como modelo de orientação da oferta pública a nível territorial que apoia a prestação de serviços de saúde no território e permite prestar cuidados à população.

Sistema único de habilitação

- Serviços de apoio
- Organizações funcionais
- Redes abrangentes de prestadores de cuidados de saúde

Sistema único de acreditação

- Sistema de Informação da Qualidade
- Auditoria de melhoria da qualidade

O Sistema Obrigatório de Garantia da Qualidade dos Cuidados de Saúde tem como objetivo proteger a saúde da população, tornando possível os direitos à vida e à saúde consagrados na nossa Constituição.

Tabela 2. Estrutura dos cuidados de saúde na Colômbia

Administrativo	Estratégias políticas Liderança Metas, objectivos Procedimentos administrativos Sistemas de recompensa e reconhecimento Métodos de gestão
Estrutura técnica	Produtos, serviços e especificações Conhecimento tecnológico Sistemas de informação Equipamentos, infra-estruturas
Humana	Competências, conhecimentos Valores, códigos de conduta Autoridade e responsabilidade Divisão de tarefas e funções Modelos mentais Normas e regras

A Lei 100 de 1993 estabelece que um dos princípios do serviço público de saúde é a qualidade, no artigo 153º, nº 9, e relaciona-a com procedimentos de avaliação e controlo dos serviços de saúde que garantam contextos de qualidade, sob a forma de cuidados atempados, personalizados, humanizados, abrangentes e contínuos, de acordo com as normas e procedimentos nacionais do exercício profissional.

Para além de estabelecerem a Qualidade como um princípio do SGSSS, os artigos 186º, 199º, 227º e 232º da Lei 100 de 1993 prevêem a regulamentação do Sistema de Acreditação para informar os utentes sobre a qualidade da prestação de serviços de saúde e promover a sua melhoria, bem como definir normas de avaliação da satisfação dos utentes, tempos máximos de espera para atendimento, de acordo com as patologias e necessidades dos utentes. Os

artigos 227.º e 232.º estabelecem a obrigatoriedade dos Sistemas de Garantia da Qualidade e de Auditoria a que os IPS e EPS devem obedecer, de forma a garantir a qualidade rigorosa na prestação dos serviços.
A Superintendência Nacional de Saúde emitiu as seguintes circulares relativas à qualidade:

- Circular Externa n.º 014, de 28 de dezembro de 1995, relativa aos cuidados de urgência.
- Circular Externa n.º 022, de 13 de novembro de 1996, sobre as competências do Nível Departamental de Inspeção, Vigilância e Controlo (IVC) do SGSSS, que estabelece as actividades de inspeção, controlo e vigilância da qualidade na prestação de serviços de saúde, visando verificar se os prestadores do Serviço Público de Saúde exercem as suas actividades de acordo com o quadro legal que as regulamenta, nomeadamente no cumprimento dos princípios orientadores do Regime Geral da Segurança Social na Saúde, constantes da Lei 100 de 1993, entre os quais se destaca o da Qualidade.

Com a promulgação da Lei 715 de 21 de dezembro de 2001, foi confirmado o mandato da Lei 100 de 1993 e estabelecido o ajustamento do Sistema Obrigatório de Garantia da Qualidade, bem como a regulamentação dos sistemas de acreditação e acreditação do IPS e do EPS.
Através do Decreto de 15 de outubro de 2002, foi estabelecida a conformidade dos Prestadores de Serviços de Saúde, das Entidades Promotoras de Saúde, dos Administradores de Regimes Subsidiados, das Entidades Adaptadas, das Empresas de Medicamentos Pré-Pagos e das Entidades Departamentais, Distritais e Municipais de Saúde. No seu artigo 6º, do
O Decreto em questão define as particularidades do SOGC e do SGSSS, com o objetivo de avaliar e melhorar a Qualidade dos Cuidados de Saúde, da seguinte forma

- Acessibilidade. É a possibilidade que cada utente tem de poder usufruir dos serviços de saúde prestados pelo Sistema Geral de Saúde da Segurança Social.
- Oportunidade. É a possibilidade de todos os utilizadores obterem os serviços de que necessitam sem atrasos que ponham em risco a sua vida ou a sua saúde. Este fator está relacionado com a organização da oferta de serviços em correspondência com a procura e com o grau de coordenação institucional para gerir o acesso aos serviços.
- Segurança. Esta constitui-se como o conjunto de elementos estruturais, processos, instrumentos e metodologias, baseados em evidências cientificamente comprovadas, que conduzem à minimização do risco de sofrer um evento adverso no processo de prestação de cuidados de saúde ou à redução

das suas consequências.

• Relevância. Este é o nível a que os utilizadores obtêm os serviços necessários, de acordo com provas científicas, e os seus efeitos marginais são mínimos em relação aos benefícios potenciais.

• Continuidade. É o nível em que os utentes recebem as intervenções necessárias, através de uma sequência lógica e racional de actividades, baseada no conhecimento científico.

A norma sublinha a necessidade de as organizações de saúde disporem de procedimentos de auditoria, define o seu modo de funcionamento e operacionalidade em cada uma das EPS, IPS e Direcções Territoriais de Saúde (DTS), e indica ainda a importância da adoção de indicadores e normas que as ajudem a especificar os indicadores de qualidade esperados nos seus processos de prestação de cuidados. Com base nesta informação, estas instituições devem desenvolver acções preventivas, de acompanhamento e de curto prazo que meçam, de forma contínua e sistemática, a relação entre os indicadores indicados e os resultados alcançados, de modo a cumprir as suas funções de garantir o acesso, a segurança, a oportunidade, a pertinência e a continuidade dos cuidados e a satisfação dos utentes.

O artigo 40º deste Decreto define os processos urgentes a avaliar para cada uma destas instituições. Por exemplo, tanto as EPSs como as ARSs devem continuar com os processos de autoavaliação sistemática da capacidade da sua rede de serviços de saúde, da implementação do sistema de referência e contra-referência, bem como verificar se todos os prestadores da sua rede de serviços estão plenamente qualificados. Por outro lado, os SPS são obrigados a medir sistematicamente a satisfação dos utentes em relação ao cumprimento dos seus direitos, ao acesso e à prontidão dos serviços.

Simultaneamente, no IPS as auditorias de qualidade devem incidir, pelo menos, em processos de autoavaliação de ocorrências identificadas como urgentes, com base na observação dos elementos de qualidade indicados no Decreto 1011 de 2006, bem como ser capazes de satisfazer os utentes, em relação aos serviços oferecidos.

A implantação do sistema de qualificação para o IPS foi regulamentada por meio da Resolução 1043 de 2006, que apropria os formulários de inscrição e novos desdobramentos para o cadastro especial de prestadores de serviços de saúde, estabelece os manuais de normas e procedimentos, as situações de capacidade patrimonial e financeira do sistema único de qualificação de prestadores de serviços de saúde.

O Manual de Normas para as Condições Tecnológicas e Científicas do Sistema Unificado de Qualificação dos Prestadores de Serviços de Saúde define os processos urgentes que devem ser avaliados e monitorizados pelo IPS, bem como os requisitos de avaliação.

Em relação a estes processos, foi indicado: Processos de atendimento urgente.

Norma: São explicados os principais processos de cuidados de saúde, as diretrizes clínicas internas ou as definidas por normas legais. A informação contém acções para divulgar o seu conteúdo junto dos responsáveis pela sua execução e para monitorizar o seu desempenho.

1. Os procedimentos clínicos assistenciais ou orientações e protocolos para as áreas da saúde são escritos e elaborados, de acordo com os procedimentos mais comuns no serviço, e incluem actividades destinadas a confirmar a sua realização.
2. Os procedimentos, processos, diretrizes e protocolos devem ser conhecidos pelo pessoal encarregado e responsável pela sua execução, incluindo o pessoal em formação.
3. A instituição mantém diretrizes de cuidados clínicos para as patologias que constituem as 10 primeiras causas de consulta ou de alta, oficialmente comunicadas por cada um dos serviços da instituição, tais como: internamento, unidades de cuidados intermédios e intensivos, unidade de queimados, obstetrícia, cirurgia, ambulatório e urgência.
4. Se a instituição desenvolver actividades de promoção e de prevenção, deve ter aplicado as normas técnicas de proteção específica e de deteção precoce estipuladas pelas autoridades sanitárias a nível nacional.
5. A instituição segue os procedimentos estipulados para a gestão dos resíduos hospitalares infecciosos ou com risco biológico.
6. Se a instituição que oferece serviços de emergência, cuidados intensivos e cuidados intermédios estabeleceu um procedimento de revisão do equipamento de reanimação numa base de turno a turno; pedidos de consulta e um método estruturado de alerta.
7. A instituição segue procedimentos de coordenação contínua entre a comissão de infeção e o serviço de esterilização, limpeza e arrumação e a manutenção hospitalar.
8. A instituição tem diretrizes sobre o manuseamento de gases medicinais, a mudança de tanques de água e os sistemas de alarme.
9. Se a instituição prestar serviços hospitalares, nomeadamente com unidades de cuidados intermédios e intensivos, unidade de queimados, obstetrícia, cirurgia ou urgências, deve dispor:

- Procedimentos bem definidos para a marcação de consultas por áreas médicas e de saúde, e orientações sobre a ronda médica diária da evolução dos doentes.

- Diretrizes ou manuais para os seguintes procedimentos: cuidados de reanimação cardio-cerebro-pulmonar, gestão de fluidos, plano de cuidados na área da saúde, gestão da medicação, imobilização do doente, punção venosa, recolha de amostras laboratoriais, cateterização vesical e preparação para o diagnóstico por imagem.

10. Se a instituição oferecer serviços de unidade de cuidados intermédios e intensivos, deve possuir, para além dos elementos acima referidos, os seguintes elementos

- Orientações para a colocação de tubos de alimentação, declaração de morte cerebral, colocação de cateter de pressão intracraniana, inserção de cateter central, inserção de pacemaker interno transitório, traqueostomia, broncoscopia, toracocentese, mudança de linhas intravenosas (centrais e periféricas), monitorização da nutrição parentérica, anticoagulação profiláctica.

Contribuição dos estudantes de Administração Geral de Saúde para este capítulo

A implementação do Sistema Geral de Saúde da Segurança Social (SGSSS) na Colômbia e a ênfase que tem sido dada à qualidade dos serviços de saúde prestados pelas Instituições Prestadoras de Serviços (IPS). São destacados vários decretos e regulamentos importantes relacionados com a garantia da qualidade dos cuidados de saúde no país, sublinhando a importância deste aspeto no sistema de saúde colombiano.

Primeiro, o Decreto 2174 de 1996 estabeleceu o Sistema Obrigatório de Garantia de Qualidade, que foi posteriormente modificado pelo Decreto 2309 de 2002. Seguidamente, em 3 de abril de 2006, foi publicado o Decreto 1011 de 2006, que também desempenhou um papel crucial na regulação da qualidade dos cuidados de saúde. Além disso, o Decreto 780 de 2016 consolidou estes decretos no Decreto Regulamentar Único do Setor da Saúde e da Proteção Social.

O Sistema Obligatorio de Garantía de Calidad de la Atención en Salud (SOGCS) é composto por quatro elementos principais: o Sistema Único de Habilitación (SUH), o Programa de Auditoría para el Mejoramiento de la Calidad (PAMEC), o Sistema Único de Acreditación (SUA) e o Sistema de Información para la Calidad en Salud (SICS).

No contexto dos cuidados de saúde na Colômbia, é essencial compreender os princípios de qualidade estabelecidos na Lei 100 de 1993. Estes princípios incluem:

1. **Acessibilidade:** Garantir que todos os cidadãos tenham a possibilidade de aceder aos serviços de saúde do SGSSS.

2. **Atualidade**: Garantir que os serviços necessários estão disponíveis sem atrasos que ponham em risco a vida ou a saúde dos doentes.
3. **Segurança**: Aplicar medidas para minimizar o risco de acontecimentos adversos durante os cuidados médicos.
4. **Relevância**: Prestação de serviços de acordo com provas científicas, evitando efeitos marginais não intencionais.
5. **Continuidade**: Prestação de intervenções de saúde de forma sequencial e coerente, com base em conhecimentos científicos.

É relevante notar que a Lei 100 de 1993 também estabelece a natureza obrigatória dos Sistemas de Garantia de Qualidade e das auditorias que o IPS e o EPS devem seguir. O principal objetivo destes sistemas é garantir a qualidade na prestação de serviços de saúde e proteger os direitos à vida e à saúde da população colombiana, tal como consagrados na Constituição do país. Além disso, é mencionado que a Superintendência Nacional de Saúde emitiu circulares relacionadas com a qualidade dos cuidados de saúde, o que demonstra a importância que as autoridades reguladoras atribuem a este aspeto.

Análise

O texto desenvolve a importância da qualidade dos cuidados de saúde na Colômbia e destaca a série de regulamentos e procedimentos destinados a garanti-la no âmbito do SGSSS. Estas medidas visam garantir que os cidadãos colombianos tenham acesso a serviços de saúde seguros, atempados e de elevada qualidade.

Para o efeito, foram efectuadas uma série de alterações que conduziram à aplicação de novos decretos e regulamentos.

Perguntas Quais são os princípios de qualidade estabelecidos na Lei 100?

Quando se fala de acessibilidade, acha que todos os cidadãos têm acesso a serviços de saúde de qualidade?

Este capítulo analisa o efeito Hawthorne, no qual foram realizados estudos para compreender como diferentes variáveis afectam a produtividade dos trabalhadores, tendo como resultado que a mera observação dos trabalhadores durante o seu dia de trabalho tinha um impacto significativo no seu desempenho , pois o desempenho melhorava quando se sentiam observados, afectando a qualidade. mas o que é a qualidade? A definição de qualidade tem evoluído muito. No passado estava associada a fazer bem as coisas, independentemente do custo ou do esforço. Já na revolução industrial, a qualidade era referida como uma produção eficiente para satisfazer a procura e obter benefícios económicos, mais tarde foram implementadas técnicas para reduzir os produtos defeituosos através da realização do chamado controlo de qualidade, até evoluir para a qualidade total, referindo-se à satisfação dos requisitos do cliente.

O que é a qualidade nos cuidados de saúde?

procura proporcionar maiores benefícios com menores riscos para a

A perceção da qualidade pode variar de acordo com a perspetiva do prestador, do pagador ou do utilizador, mas a definição mais geral consiste em tentar satisfazer as necessidades e expectativas do consumidor de serviços de saúde, decompondo 4 dimensões:

1. Técnica: conhecimento + equipamento.
2. Segurança: maiores benefícios com menor risco.
3. Serviço: atendimento humanizado ao utente.
4. Relação custo-benefício: avaliar a eficiência e a eficácia das intervenções de saúde, permitindo uma afetação óptima dos recursos e a maximização dos benefícios para a saúde da população.

Para garantir a qualidade, é essencial desenvolver programas de garantia da qualidade, desde os cuidados individuais até às redes de prestadores de serviços, o que implica a implementação de medições e avaliações constantes, como as auditorias, instrumento fundamental para avaliar a estrutura (onde são prestados os serviços de saúde), os processos (que envolvem acções específicas) e os resultados (benefícios obtidos).

1) Descoberta fundamental do efeito Hawthorne.

a. A temperatura no local de trabalho afecta a produtividade.

b. A satisfação dos trabalhadores não influencia o seu desempenho.

c. A comunicação e a atenção do supervisor podem influenciar a produtividade.

d. Os incentivos financeiros são a principal motivação.

2. O que se entende por "qualidade nos cuidados de saúde"?

a. Número de pacientes atendidos.

b. Disponibilidade de tecnologias avançadas num centro de saúde.

c. Maior benefício com menos risco para o utilizador.

d. Satisfação dos médicos com as suas condições de trabalho.

Capítulo 8

Indicadores de gestão do risco de cancro

O cancro é uma doença em que o doente pode fazer muito para se ajudar a si próprio, se conseguir manter o seu moral e as suas esperanças.

George Carman

Gestão do risco

O risco é a probabilidade de ocorrência de um evento. Na Colômbia, o Ministério da Saúde definiu a gestão do risco como uma "estratégia para antecipar eventos de saúde pública, doenças e lesões para que não ocorram ou, se ocorrerem, para os detetar e tratar precocemente, a fim de mitigar ou encurtar a sua evolução ou consequências".

De acordo com a OMS, os factores que levam uma pessoa a adoecer podem estender-se por vários anos e ser influenciados por variáveis socioeconómicas mais amplas. Os níveis de educação e de rendimento podem influenciar os hábitos alimentares e comportamentos como o consumo de álcool, que por sua vez interagem com causas fisiológicas e fisiopatológicas como a pressão arterial, os níveis de colesterol e o metabolismo da glicose para conduzir a doenças como o acidente vascular cerebral e a doença coronária.

O conhecimento da distribuição e dos factores determinantes do risco é essencial para a identificação e a seleção de intervenções individuais e colectivas baseadas em dados concretos, destinadas a minimizar o risco de ocorrência de doenças e a gerir integralmente a doença quando esta já ocorreu.

Um grupo de risco é um conjunto de pessoas com condições comuns de exposição e vulnerabilidade a determinados eventos que partilham a história natural da doença, factores de risco relacionados, resultados clínicos e formas ou estratégias eficientes de prestação de serviços.

Os grupos de risco são formados tendo em conta os grupos de risco social, as doenças de elevada frequência e cronicidade, as doenças prioritárias em saúde pública, as doenças com tratamentos de elevado custo, as condições intoleráveis para a sociedade e as doenças de elevado custo. Por possuírem caraterísticas semelhantes, é possível definir uma resposta social organizada e coerente, estabelecida como um processo integrado de cuidados sectoriais e intersectoriais que permite uma gestão integral.

O Plano Decenal de Saúde Pública 2012-2021 concebeu o risco em saúde como "a probabilidade de ocorrência de um evento indesejável, evitável e negativo para a saúde do indivíduo, que pode ser também o agravamento de uma condição prévia ou a necessidade de requerer maior consumo de bens e serviços que poderia ter sido evitado". O evento é a ocorrência da doença ou a sua evolução desfavorável e as suas causas são os diferentes factores associados. O risco para a saúde pode ser classificado como primário, se se referir à probabilidade de aparecimento de nova morbilidade ou à sua gravidade, ou como técnico, se se referir à probabilidade de "ocorrência de eventos derivados de falhas na prestação de cuidados nos serviços de saúde e do aumento da carga de doença devido a mortalidade e incapacidade evitáveis".

Gestão integrada dos riscos para a saúde

A Gestão Integrada do Risco em Saúde (GIRS) é uma estratégia transversal da Política de Cuidados Integrados de Saúde, que se baseia na articulação e interação dos agentes do sistema de saúde e de outros sectores para identificar, avaliar, medir, intervir (da prevenção à paliação) e realizar o acompanhamento e monitorização dos riscos para a saúde dos indivíduos, famílias e comunidades, visando alcançar resultados em saúde e o bem-estar da população. A ISWM antecipa as doenças e lesões para que não ocorram ou para que sejam detectadas e tratadas precocemente, a fim de evitar, encurtar ou atenuar a sua progressão e consequências. O objetivo da estratégia é alcançar um melhor nível de saúde da população, uma melhor experiência do utilizador durante o processo de cuidados e custos proporcionais aos resultados obtidos. A implementação do GIRS num território tem por base as prioridades identificadas no Plano Territorial de Saúde - PTS, e a sua intervenção através da articulação das intervenções populacionais, colectivas e individuais realizadas pelos agentes do Sistema e de outros sectores sob a coordenação da entidade territorial. O Plano Territorial de Saúde é o instrumento estratégico e indicativo da política pública de saúde, que permite às entidades territoriais contribuir para a concretização dos objectivos estratégicos do Plano Decenal de Saúde Pública, em consonância com o plano de desenvolvimento nacional e o plano de ordenamento do território, entre outros.

Os programas de gestão do risco surgiram em resposta aos avanços científicos que permitiram a quantificação do risco de cancro. Uma vez quantificado, o risco pode ser reduzido através de intervenções (estilo de vida, tratamentos adequados, etc.). Para proporcionar estes benefícios a populações de alto risco, os profissionais com conhecimentos específicos nestas áreas são organizados em programas de gestão do risco; neste processo, são criadas coortes de doentes para estudos de investigação relacionados com a avaliação e prevenção do risco de cancro.

Ao longo do tempo, os programas de gestão do risco proliferaram e alargaram o seu âmbito, evoluindo para organismos multidisciplinares que identificam as mulheres que beneficiariam de um rastreio genético, fornecem recomendações para medicação preventiva ou cirurgia de redução do risco, ajudam a tomar decisões sobre a utilização do rastreio avançado com ressonância magnética e recomendam intervenções no estilo de vida para reduzir o risco.

Cancro da mama

O cancro da mama é a doença maligna mais frequentemente diagnosticada e a segunda causa mais comum de morte por cancro nas mulheres, sendo responsável por cerca de 1 em cada 10 novos diagnósticos de cancro por ano. Em 2019, estimava-se que 30% das mulheres desenvolveriam cancro da mama ao longo da sua vida e que 15% delas morreriam dessa doença. A incidência, a mortalidade e a sobrevivência diferem significativamente entre países e regiões. De acordo com os dados do Globocan 2020, a incidência do cancro da mama na Colômbia foi de 15509 novos casos, a taxa de mortalidade foi de 4411 e a prevalência a 5 anos para todas as idades foi de 52025 casos.

O cancro da mama evolui silenciosamente e a maior parte da doença é descoberta em exames de rastreio de rotina. As taxas de sobrevivência melhoram com o diagnóstico precoce, embora o tumor tenda a espalhar-se linfática e hematologicamente, conduzindo a metástases à distância e a um mau prognóstico. As diretrizes para o rastreio do cancro da mama recomendam cada vez mais que os médicos efectuem uma avaliação dos riscos para informar a tomada de decisões partilhada.

Nesta perspetiva, a medicina de precisão tornou-se a abordagem preferida para o rastreio do cancro, com o objetivo de aumentar a vigilância nas mulheres de alto risco, evitando simultaneamente encargos desnecessários com imagiologia nas mulheres de menor risco.

Cancro da próstata

O cancro da próstata é a segunda neoplasia maligna mais frequente (depois do cancro do pulmão) nos homens a nível mundial, com taxas padronizadas x 100.000 de 30,7 para a incidência e 7,7 para a mortalidade, representando 3,8% de todas as mortes causadas por cancro nos homens. Na Colômbia, ocupa o primeiro lugar tanto em novos casos diagnosticados como em mortes, com taxas de 49,8 e 11,9, respetivamente, e é responsável por uma elevada percentagem de mortes por cancro nos homens: 19%. De acordo com a Conta de Custos Elevados (CAC), em 2020 registaram-se 3692 novos casos diagnosticados e 2178 mortes.

Tanto a incidência como a mortalidade por este tipo de cancro a nível mundial estão correlacionadas com o envelhecimento, sendo a idade média de diagnóstico de 66 anos. Nos homens negros, as taxas de incidência são mais elevadas do que nos homens brancos, com 158,3 novos casos diagnosticados por 100 000 homens, e a sua mortalidade é aproximadamente o dobro da dos homens brancos.

As razões para esta disparidade têm sido hipotetizadas em diferenças nos factores sociais, ambientais e genéticos. Embora se estimem 2 293 818 novos casos até 2040, observar-se-á uma pequena variação na mortalidade (um aumento de 1,05%).

É possível que o aumento acima referido se deva ao aumento do rastreio da doença através da utilização do antigénio específico da próstata (PSA), que resultou em declínios da mortalidade nos países desenvolvidos, mas não no resto do mundo, provavelmente porque as condições de pobreza são um fator determinante importante.

GIRS para o cancro da mama e da próstata

Ao contextualizar a gestão dos riscos no âmbito do cancro, é possível identificar dois momentos:

I Risco antes da doença, quando as pessoas saudáveis estão expostas ao desenvolvimento do cancro devido a factores biológicos, genéticos, sociais, ambientais e de estilo de vida, entre outros, pelo que as intervenções devem centrar-se nestes factores e em acções específicas, como a realização do auto-exame da mama e a mamografia de rastreio para diagnóstico precoce nas mulheres e teste do antigénio da próstata nos homens.

2) Risco durante a doença: refere-se ao momento em que a patologia está estabelecida e está relacionado com os possíveis resultados: desaparecimento da doença, redução da doença sem desaparecer completamente, progressão quando não há resposta ao tratamento, nenhuma alteração da doença ou morte. As intervenções têm de ser mais direcionadas para reduzir as complicações, a incapacidade relacionada com a doença e garantir a qualidade de vida, para o que deve haver uma compreensão abrangente dos aspectos clínicos.

Os indicadores de gestão de risco para o cancro da mama e da próstata na Colômbia definidos pela Conta de Custos Elevados são os seguintes

Tabela 3. Indicadores de gestão de risco para o cancro da mama na Colômbia. 2019

Nome	Numerador	Denominador	Gama de conformidade		
			Elevado	**Médio**	**Abaixo de**
Proporção de mulheres com cancro da mama que foram submetidas a estadiamento TNM no NRC.	Número de mulheres com cancro da mama que foram submetidas a estadiamento clínico (TNM), CRN	Número total de mulheres diagnosticadas com cancro da mama mãe	>90 %	> 80 y < 90%	<80 %
Proporção de mulheres com cancro da mama que foram submetidas a estadiamento TNM em prevalência.	Número de mulheres com cancro da mama que foram submetidas a estadiamento clínico (TNM), prevalecente	Número total de mulheres diagnosticadas com cancro da mama mãe	>90 %	> 80 y < 90%	<80 %
Proporção de mulheres com cancro da mama detectado como como carcinomas in situ aquando do diagnóstico.	Número de mulheres com carcinoma in situ detectado aquando do diagnóstico	Número total de mulheres diagnosticadas com cancro da mama mãe	> 12 %	>6y < 12 %	< 6 %
Proporção de mulheres com cancro da mama detectado em fases	Número de mulheres detectadas com carcinomas invasivos em fase inicial no momento do diagnóstico	Número total de mulheres diagnosticadas com cancro da mama invasivo	>50 %	> 42 y < 50%	<42 %

Nome	Numerador	Denominador	Gama de conformidade		
			Elevado	Médio	Abaixo de
precoce no momento do diagnóstico.					
Proporção de mulheres com cancro da mama detectado em fases avançadas no momento do diagnóstico.	Número de mulheres detectadas com carcinomas invasivos em estado avançado no momento do diagnóstico	Número total de mulheres diagnosticadas com cancro da mama invasivo	<50 %	< 57 y > 50%	>58 %
Proporção de pacientes com diagnóstico histopatologia antes da cirurgia.	Número de mulheres com um diagnóstico histopatológico antes da cirurgia	Número total de mulheres que podem ser encontradas em foi operado	>70 %	> 40 y < 70%	<40 %
Proporção de mulheres com cancro da mama com resultados de receptores hormonais (estrogénio/progesterona)	Número de mulheres com cancro da mama com resultado de receptores hormonais (estrogénio/progesterona)	Número total de mulheres que podem ser encontradas em foi operado	>90 %	>70 y < 90%	<70 %
Proporção de doentes com estudo HER2.	Número de mulheres com cancro da mama invasivo com resultado do estatuto HER2	Total de mulheres diagnosticadas	>90 %	>70 y < 90%	<70 %

Nome	Numerador	Denominador	Gama de conformidade

			Elevado	Médio	Abaixo de
		com cancro da mama invasivo			
Proporção de mulheres com cancro da mama invasivo que foram submetidas a cirurgia cirurgia o peito.	Número de doentes com cancro da mama invasivo que foram submetidas a cirurgia de conservação da mama	Total de doentes com cancro da mama invasivo que receberam tratamento cirúrgico	>90 %	>70 y < 90%	<70 %
Proporção de mulheres com cancro da mama in situ que foram submetidas a cirurgia cirurgia conservação do peito.	Número de doentes com cancro da mama in situ que foram submetidas a cirurgia de conservação da mama	Total de doentes com cancro da mama in situ que foram tratadas cirurgicamente	>70 %	> 50 y < 70%	50 %
Proporção de doentes com cancro da mama que foram submetidas a radioterapia após o tratamento do cancro da mama.	Número de doentes com cancro da mama que foram submetidas a radioterapia após cirurgia de conservação da mama	Total de doentes com cancro da mama a quem foi diagnosticado	>90 %	>70 y < 90%	<70 %
Nome	**Numerador**	**Denominador**	**Gama de conformidade**		
			Elevado	**Médio**	**Abaixo de**
cirurgia		efectuou			

conservadora da mama (CNR)		cirurgia conservadora da mama			
Proporção de mulheres com beneficiárias mulheres hormonalmente positivas que recebem um bloqueio hormonal como tratamento.	Número de mulheres com cancro da mama invasivo com recetor hormonal positivo que recebem bloqueio hormonal como tratamento	Total de mulheres com cancro da mama invasivo e receptores hormonais positivos	>90 %	> 80 y < 90%	<80 %
Proporção de mulheres que receberam terapia anti-HER2.	Número de mulheres com cancro da mama invasivo que receberam terapêutica anti-HER2	Número total de mulheres com cancro da mama invasivo com recetor HER2 (+)	>70 %	>34,1 y < 70 %	34,1 %
Pontualidade dos cuidados globais (tempo decorrido entre a consulta por presença de sintomas associados ao cancro e o primeiro tratamento).	Soma de dias entre a nota de referência do médico de clínica geral/instituição para a instituição de diagnóstico e o primeiro tratamento para mulheres com cancro da mama (incluindo in situ).	Total de mulheres com cancro da mama (incluindo in situ)	<60 dias	<75y> 60 dias	>75 dias
Nome	**Numerador**	**Denominador**	**Gama de conformidade**		
			Elevado	**Médio**	**Abaixo de**
Oportunidade dos cuidados	Soma de dias entre o diagnóstico e o primeiro	Total de mulheres	<30 dias	< 45 e > 30	>45 dias

oncológicos (tempo entre entre os diagnóstico até ao primeiro tratamento).	tratamento, em mulheres com cancro da mama (incluindo in situ)	com cancro da mama (incluindo in situ)		dias	
Atualidade dos cuidados prestados pelo médico assistente (tempo decorrido entre o relatório histopatológico válido e os cuidados prestados pelo médico assistente).	Soma dos dias entre o relatório histopatológico válido e a prestação de cuidados pelo médico assistente para mulheres com cancro da mama (incluindo in situ).	Total de mulheres com cancro da mama (incluindo in situ)	< 15 dias	<30 y >15 dias	>30 dias
Atualidade do início do tratamento (tempo decorrido entre o atendimento pelo médico assistente e o primeiro tratamento).	Soma dos dias entre o atendimento pelo médico assistente e o início do primeiro tratamento (cirurgia, quimioterapia, radioterapia, bloqueio hormonal, cuidados paliativos) (dias), para mulheres com cancro da mama (incluindo in situ)	Total de mulheres com cancro da mama (incluindo in situ)	< 15 dias	< 30 e > 15 dias	>30 dias

Nome	**Numerador**	**Denominador**	**Gama de conformidade**		
			Elevado	**Médio**	**Abaixo de**
Pontualidade do início da terapêutica adjuvante	Soma dos dias entre a cirurgia e o primeiro tratamento pós-cirúrgico (quimioterapia/radioterapia/	Total de mulheres com cancro da mama	<42 dias	< 56 e > 42 dias	>56 dias

(tempo decorrido entre a cirurgia e o primeiro tratamento) tr atamento pós-cirúrgico: radioterapia/blo queio hormonal).	bloqueio hormonal) (dias), em mulheres com cancro da mama (exclui in situ)	(exclui in situ)			
Mortalidade por cancro da mama (estágios cedo)	Número de mulheres com cancro da mama que morreram durante o período (por fase: fases iniciais)	Número total de mulheres com cancro da mama durante o período (de acordo com o estádio: 1.000, 1.000, 1.000, 1.000, 1.000, 1.000, 1.000) est ádio: cedo)	<1,3 %	<2y> 1,3 %	≥
Mortalidade por cancro da mama (estágios avançado)	Número de mulheres com cancro da mama que morreram durante o período (por estádio: Estádios avançados)	Número total de mulheres com cancro da mama durante o período (de acordo com o estádio:	<4,4 %	<5y> 4,4 %	5%

		1.000, 1.000, 1.000, 1.000, 1.000, 1.000, 1.000) estádio: avançado)			

Fonte: Conta de custos elevados, 2022

Tabela 4. Indicadores de gestão de risco para o cancro da próstata na Colômbia, 2019

Nome do indicador	Numerador	Denominador	Pontos de corte
1) Pontualidade do diagnóstico em dias; tempo decorrido entre a consulta em que é feita uma referenciação por suspeita clínica ou paraclínica associada ao cancro da próstata e o diagnóstico.	Soma da diferença em dias entre a referenciação por suspeita e o diagnóstico, válida no período de referência.	Número total de doentes diagnosticados com datas válidas no período de referência.	<30 dias >=30-60dias >=60 dias
2. Proporção de doentes com cancro da próstata com estádio TNM	Número de doentes incidentes com cancro da próstata estadiado por TNM no momento da d.	Total de doentes incidentes diagnosticados com cancro da próstata.	>90% >60-<=90% <=60 %
3. Proporção de doentes com cancro da próstata localizado (doentes nos estádios 0, 1 e II).	Doentes com cancro da próstata estádios TNM O+I+II	Número total de doentes estadiados em todos os estádios TNM	>69% >62-<=69% <=62 %
4. Proporção de doentes com cancro da próstata localmente avançado y avançad o (doentes nos estádios III e IV).	Doentes com cancro da próstata em estádio TNM III+IV	Número total de doentes estadiados em todos os estádios TNM.	<31% >31-<=37% >=37 %
5. Proporção de doentes estadiados com a pontuação de Gleason.	Número de doentes incidentes com cancro da mama	Número total de doentes incidentes notificados	>90% >85 - <=90% <=85 %
Nome do indicador	**Numerador**	**Denominador**	**Pontos de corte**
	próstata que tinham sido submetidos a um	histopatológico	

	estadiamento de Gleason	y CIEC6IX0D.	
6. Oportunidade de tratamento em dias, tempo entre o diagnóstico e o primeiro tratamento.	Soma incidente da diferença em dias entre o relatório histopatológico e o primeiro tratamento.	Número total de doentes incidentes diagnosticados no tratamento com datas válidas.	<30 dias >=30-<60 dias >=60 dias

Fonte: Conta de custos elevados, 2022

Análise dos indicadores de gestão do risco de cancro na Colômbia

Com base na informação da Conta de Custos Elevados, que é de acesso livre, através de registo gratuito na plataforma SISCAC, foi retirada a informação necessária para o desenvolvimento desta análise.

Cancro da mama

Figura 11. Proporção de novos casos notificados de cancro da mama com estadiamento TNM, no

estadiamento TNM, a nível nacional e por departamento na Colômbia, 2023.

departamentos na Colômbia, 2023

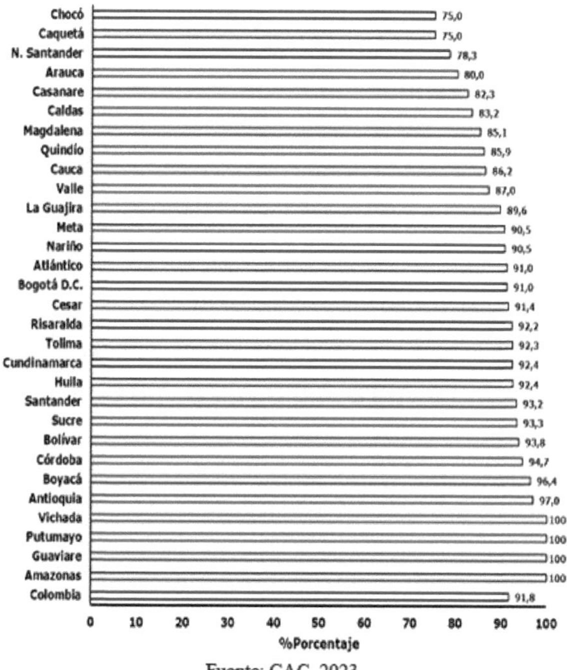

Fuente: CAC, 2023

A proporção de mulheres com cancro da mama que foram submetidas ao estadiamento TNM no NRC (New Cases Reported) a nível nacional foi de 91,8%. Três departamentos apresentaram valores considerados como "baixa adesão": Norte de Santander, Caquetá e Chocó; os restantes apresentaram uma adesão média ou alta (Figura 11).

Figura 12. Proporção de mulheres com cancro da mama que foram submetidas a estadiamento TNM em cancro da mama prevalente estadiamento TNM no cancro da mama prevalente, a nível nacional e por departamento em departamentos da Colômbia, 2022

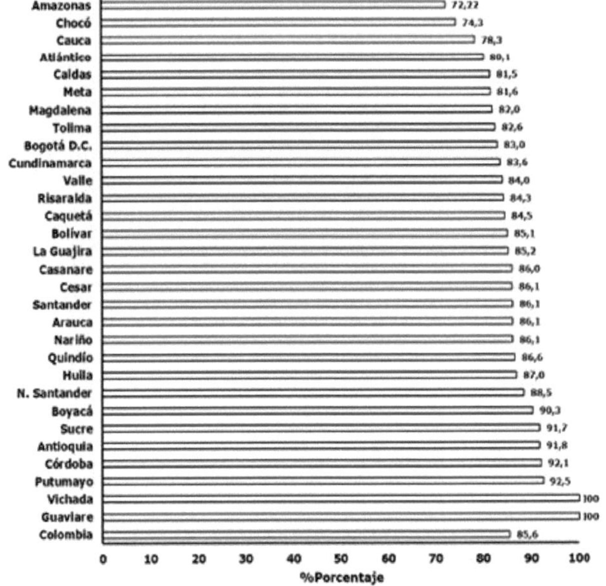

Fonte: ACC, 2023

Apenas oito departamentos tiveram valores considerados altos: Guainía, Guaviare, Vichada, Putumayo, Córdoba, Antioquia, Sucre e Boyacá, e no outro extremo, três tiveram valores baixos: Cauca, Chocó e Amazonas (Figura 12).

Figura 13. Proporção de mulheres com cancro da mama detectado em estádios avançados no momento do diagnóstico
no momento do diagnóstico, a nível nacional e por departamento na Colômbia, 2022.
departamentos da Colômbia, 2022

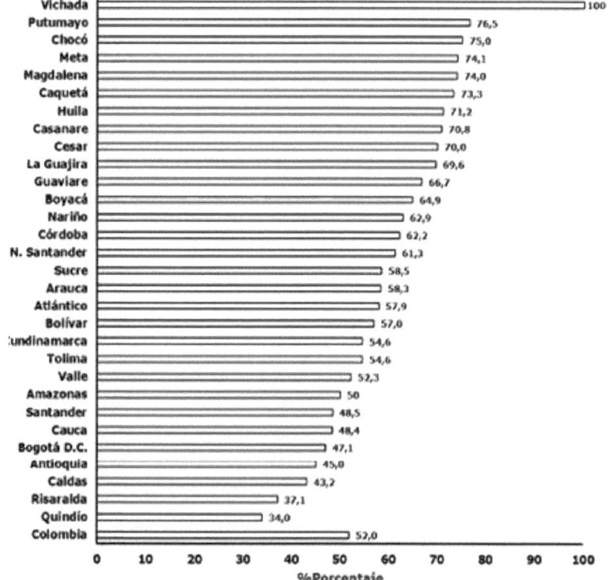

Fonte: ACC, 2023

52% dos pacientes com estadiamento TNM são diagnosticados em estádios avançados, um valor considerado elevado pelo CAC; de facto, a grande maioria dos departamentos mostrou um aspeto negativo neste indicador ao apresentar percentagens elevadas de deteção em estádios avançados, sendo Vichada, Putumayo e Chocó os casos mais graves (Figura 13).

Figura 14. Pontualidade geral dos cuidados, a nível nacional e por departamento na Colômbia, 2022 departamentos na Colômbia, 2022

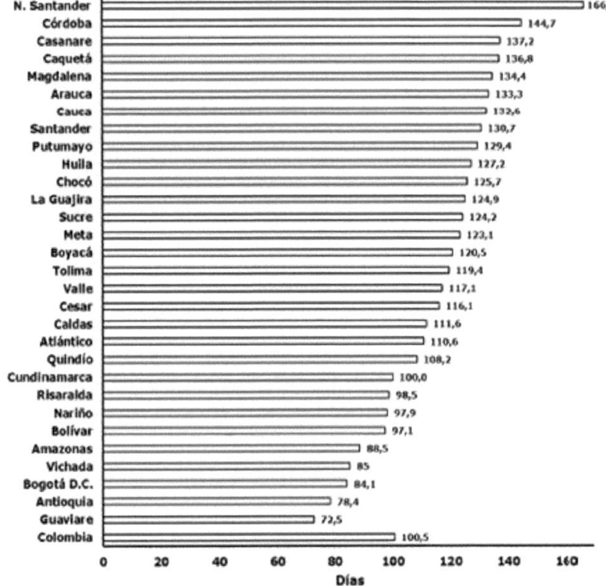

Fuente: CAC, 2023

A oportunidade global de atendimento, ou seja, o tempo entre a consulta pela presença de sintomas associados ao cancro até ao primeiro tratamento, apresentou valores extremamente preocupantes para o país, pois a média foi de 100,5 dias a nível nacional e todos os serviços apresentaram tempos superiores a 70 dias, sendo o Norte de Santander o mais preocupante com 166,5 dias (Figura 14).

Figura 15. Mortalidade de casos de cancro da mama em fase inicial, a nível nacional e por departamento na a nível nacional e por departamento na Colômbia, 2022

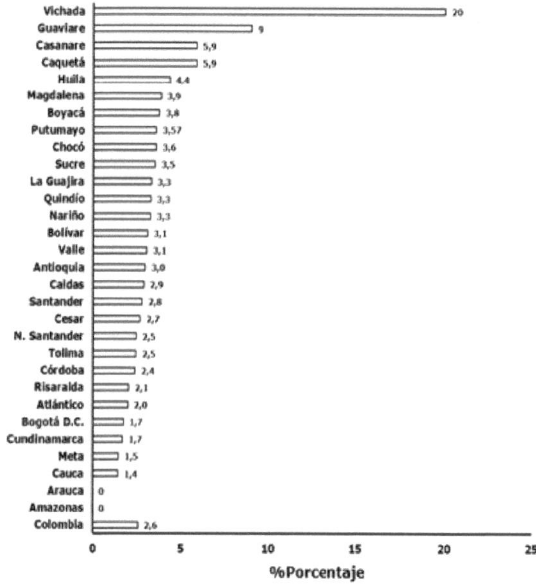

Fuente: CAC, 2023

A taxa de mortalidade de casos na fase inicial na Colômbia era de 2,6%; a maioria dos departamentos tinha valores inferiores a 6%, mas Vichada tinha uns alarmantes 20% (Figura 15).

Próstata

Figura 16. Oportunidade de diagnóstico do cancro da próstata a nível nacional e por departamento em 2022

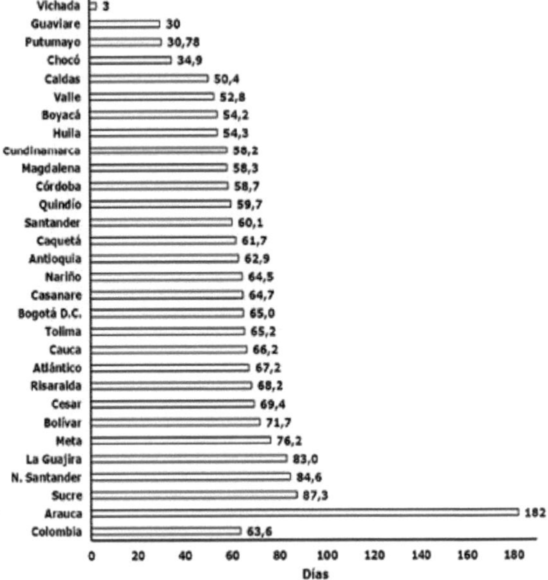

Fuente: CAC, 2023

A pontualidade do diagnóstico nacional foi de 63,6 dias. Catorze departamentos estavam acima desse valor, com Arauca sendo significativamente maior (182) (Figura 16).

Figura 17. Percentagem de doentes com cancro da próstata estadiados por TNM a nível nacional e por serviço em 2022

TNM a nível nacional e por departamento em 2022

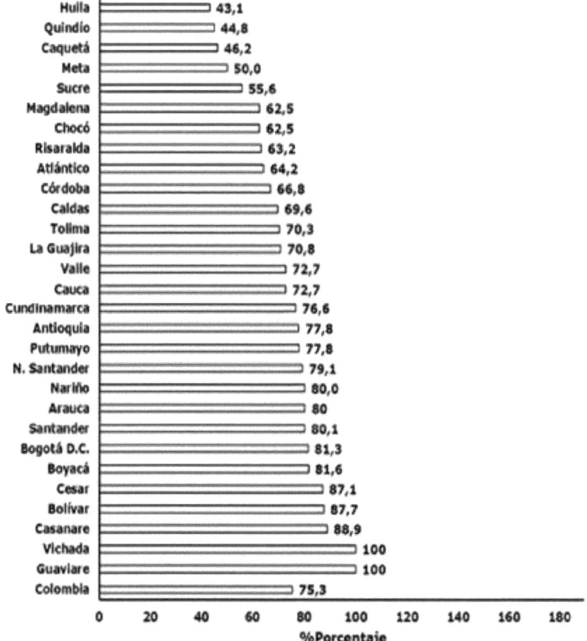

A nível nacional, apenas 75,3% dos pacientes são estadiados. Dezasseis departamentos estão abaixo deste valor, com valores que variam entre 72,7% em Cauca e 43,1% em Huila (Figura 17).

Figura 18. Oportunidade de tratamento para doentes com cancro da próstata, a nível nacional e por departamento em 2022

Figura 18. Oportunidad de tratamiento de pacientes con cáncer de próstata, a nivel nacional y por departamentos en 2022

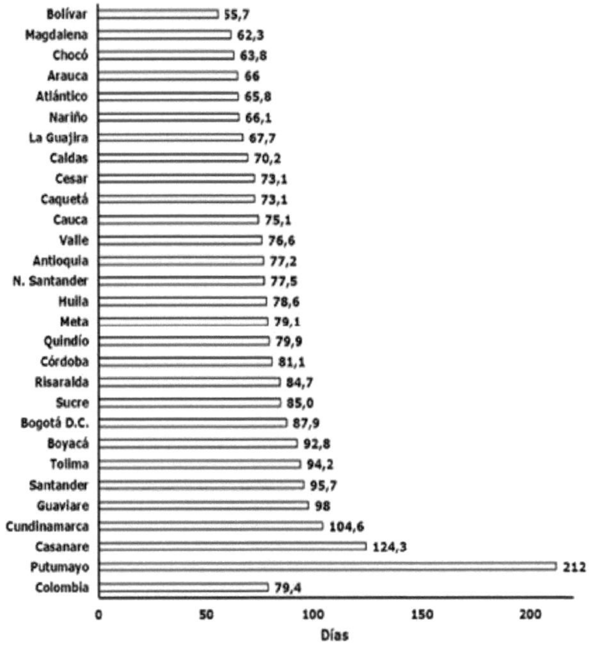

Fuente: CAC, 2023

O tempo de tratamento nacional foi de 79,4 dias. Onze departamentos estavam acima deste valor, sendo o Putumayo o mais notório, com 212 dias (Figura 18).

CONCLUSÃO

A deteção precoce do cancro da próstata diminui a mortalidade, um indicador importante, tal como indicado num estudo, em que a média nacional para a oportunidade de diagnóstico foi de 62,5 dias. No entanto, este valor está longe de ser ideal, uma vez que a oportunidade em termos de tempo de acesso aos serviços de saúde deve ser garantida aos indivíduos, especialmente em patologias que afectam a qualidade de vida, a economia e o funcionamento ótimo do indivíduo na sociedade e, de acordo com o CAC, o valor ideal deste indicador deve ser inferior a 30 dias, um valor que não foi alcançado pela maioria dos departamentos.

As oportunidades de diagnóstico e tratamento apresentam valores preocupantes, uma vez que são susceptíveis de estar associadas a uma taxa de mortalidade mais elevada em fases avançadas.

Contribuição dos estudantes de Administração Geral de Saúde para este capítulo com

Gestão de riscos.
Considerando que o risco é a probabilidade de ocorrência de um evento, **a gestão do risco** é uma estratégia de antecipação em saúde pública, para atenuar ou encurtar a evolução das doenças e das suas consequências.
Neste sentido, é importante conhecer os determinantes do risco para determinar as intervenções destinadas a minimizar o risco de ocorrência da doença e, se esta já tiver ocorrido, determinar a forma de a gerir.
Grupos de risco.
Trata-se de grupos de pessoas com condições comuns de vulnerabilidade; história da doença, factores de risco. São formados de acordo com:

- Doenças altamente crónicas
- Doenças de elevada prioridade para a saúde pública.
- Doenças com tratamentos de elevado custo.

Desta forma, é possível definir uma proposta social organizada para o processo de cuidado integral.
Risco primário. Ocorrência de uma nova morbilidade ou a sua gravidade.
Risco técnico. Probabilidade de ocorrência de eventos devidos a falhas nos serviços de cuidados de saúde e de aumento do peso da doença devido a morbilidade ou mortalidade evitáveis e a incapacidade.
Cancro da mama. É o diagnóstico mais comum e a segunda causa mais comum de morte por cancro nas mulheres. Evolui silenciosamente, a taxa de sobrevivência melhora com o diagnóstico precoce, pelo que os médicos devem efetuar uma avaliação do risco para informar a tomada de decisões.
Cancro da próstata. É o segundo diagnóstico mais frequente nos homens em todo o mundo (a seguir ao cancro do pulmão). Na Colômbia, ocupa o primeiro lugar tanto em novos diagnósticos como em mortes.
Tanto a incidência como a mortalidade, a nível mundial, estão correlacionadas com o envelhecimento (idade média ao diagnóstico, 66 anos). Nos homens negros, a incidência é mais elevada do que nos homens brancos.
Gestão Integrada dos Riscos para a Saúde (GIRS)
É uma estratégia transversal da política integrada de cuidados de saúde, baseada na articulação e interação dos agentes do sistema de saúde e de outros sectores para identificar, avaliar, medir (da prevenção à paliação) e efetuar o acompanhamento e a monitorização dos riscos para a saúde de todos. Antecipa doenças e lesões para que não ocorram ou sejam detectadas e tratadas para evitar a sua evolução e consequências.
O objetivo desta estratégia é alcançar um melhor nível de saúde para a população. A implementação da ISWM num território baseia-se nas prioridades identificadas no Plano Territorial de Saúde, que é o instrumento

que permite às entidades territoriais contribuir para a realização dos objectivos estratégicos do plano decenal de saúde pública e do plano de desenvolvimento nacional, entre outros.
Os programas de gestão dos riscos surgiram em resposta aos avanços científicos que permitiram a quantificação do cancro. Ao longo do tempo, os programas de gestão dos riscos alargaram o seu âmbito e evoluíram.
A colocação da gestão dos riscos no quadro do cancro permite identificar dois momentos:
1. risco antes da doença: pessoas saudáveis expostas a desenvolver cancro devido a diferentes factores; biológicos, genéticos, sociais, ambientais, estilos de vida, entre outros.
A prevenção centra-se no auto-exame da mama, nas mamografias de rastreio e no rastreio do antigénio da próstata nos homens.
2. risco durante a doença: a patologia já está estabelecida e está relacionada com os possíveis resultados: desaparecimento da doença, diminuição da doença, progressão, ausência de alterações ou morte.
A gestão do risco de cancro na Colômbia é avaliada por indicadores. A avaliação dos indicadores tem uma gama de conformidade classificada como alta, média e baixa, existindo 14 indicadores para o cancro da mama e 6 para o cancro da próstata.
Exemplos:
Indicador:
proporção de mulheres com cancro da mama que foram submetidas a estabilização TNM na CNR.
Resultado:
Foram considerados de cumprimento médio os seguintes países: sucre, la guajira, choco, atlántico, Magdalena e meta; os restantes tiveram um cumprimento elevado.
Indicador:
Proporção de doentes com cancro da próstata com estádio TNM.
Resultado:
A nível nacional, apenas 72,4% dos doentes são estadiados, 13 doentes estão abaixo deste valor, com valores que variam entre 68,8% em Nariño e 33,3% em Casanare.
Sugestões.
Do nosso ponto de vista, o desenvolvimento e a abordagem do tema são adequados e de fácil compreensão. No entanto, consideramos necessário acrescentar um glossário que descreva o significado dos acrónimos mencionados ao longo do capítulo, o que facilitaria ainda mais a sua

compreensão, especialmente para aqueles que não estão familiarizados com o tema.

Por último, gostaríamos de referir que, durante a leitura e análise, nos questionámos sobre a localização do capítulo no livro e chegámos à conclusão de que o tema nele desenvolvido não tem a relação esperada com os temas tratados até então e com os seguintes, pelo que consideramos que ficaria melhor colocado no final do livro.

Perguntas:

1. **Qual é o objetivo da gestão dos riscos para a saúde?**

a) Atenuar ou encurtar a progressão das doenças.

b) Atenuar ou encurtar as consequências das doenças.

c) a e b são verdadeiras.

d) Nenhuma das anteriores.

2. **Como é classificado o risco para a saúde pública?**

a) Risco primário e risco secundário.

b) Risco primário, risco secundário e risco terciário.

c) Risco primário e risco técnico.

d) Nenhuma das anteriores.

3. **Que caraterísticas são tidas em conta para formar grupos de risco?**

a) Tratamentos de alto custo

b) Doenças altamente crónicas

c) Doenças prioritárias em saúde pública.

d) Todas as anteriores.

4. **é o objetivo da estratégia de ISWM?**

a) A articulação e a interação dos actores da saúde.

b) Identificar, avaliar, medir, intervir, acompanhar e monitorizar os riscos para a saúde.

c) Atingir um melhor nível de saúde da população, uma melhor experiência do utilizador durante o processo de cuidados e custos proporcionais aos resultados obtidos.

d) Nenhuma das anteriores.

5. **Porque é que surgiram os programas de gestão do risco?**

a) Surgiram para tratar doenças e traumas.

b) Surgiram para garantir a qualidade de vida

c) Surgiram em resposta aos avanços científicos que permitiram a quantificação do cancro.

d) Nenhuma das anteriores.

Gestão de riscos.

Considerando que o risco é a probabilidade de ocorrência de um evento, a gestão do risco é uma estratégia de antecipação em saúde pública, para atenuar ou encurtar a evolução das doenças e das suas consequências.

Neste sentido, é importante conhecer os determinantes do risco para determinar as intervenções destinadas a minimizar o risco de ocorrência da doença e, se esta já tiver ocorrido, determinar a forma de a gerir.

Grupos de risco.

Trata-se de grupos de pessoas com condições comuns de vulnerabilidade; história da doença, factores de risco. São formados de acordo com:

- Doenças altamente crónicas
- Doenças de elevada prioridade para a saúde pública.
- Doenças com tratamentos de elevado custo.

Desta forma, é possível definir uma proposta social organizada para o processo de cuidado integral.

Risco primário. Ocorrência de uma nova morbilidade ou a sua gravidade.

Risco técnico. Probabilidade de ocorrência de eventos devidos a falhas nos serviços de cuidados de saúde e de aumento do peso da doença devido a morbilidade e incapacidade evitáveis.

Cancro da mama. É o diagnóstico mais comum e a segunda causa mais comum de morte por cancro nas mulheres. Evolui silenciosamente, a taxa de sobrevivência melhora com o diagnóstico precoce, pelo que os médicos devem efetuar uma avaliação do risco para informar a tomada de decisões.

Cancro da próstata. É o segundo diagnóstico mais frequente nos homens em todo o mundo (a seguir ao cancro do pulmão). Na Colômbia, ocupa o primeiro lugar tanto em novos diagnósticos como em mortes.

Tanto a incidência como a mortalidade, a nível mundial, estão correlacionadas com o envelhecimento (idade média ao diagnóstico, 66 anos). Nos homens negros, a incidência é mais elevada do que nos homens brancos.

A gestão da saúde e a sua utilização na minha vida profissional.

A administração da saúde ou administração sanitária é a ciência social e técnica relacionada com o planeamento, a organização, a gestão e o controlo das empresas públicas e privadas do sector da saúde, através da otimização dos recursos financeiros, tecnológicos e humanos.

Capítulo 9

Saúde preditiva

Por vezes, quando inovamos, cometemos erros. É melhor admiti-los rapidamente e avançar para outras inovações", Steve Jobs.

Subjacente a todos os tratamentos está o princípio "Primum Non Nocere", que pode ser considerado como um princípio básico na atividade de prestação de cuidados de saúde que se deve centrar em primeiro lugar em não causar danos. Apesar disto, e devido à complexidade do tratamento, a componente individual de uma pessoa interage com vários factores. A estrutura, as tarefas ou os procedimentos do ambiente físico do doente, incluindo o material, o equipamento técnico e o local físico onde os cuidados são prestados ou organizados, são por vezes a causa de acontecimentos adversos que podem ocorrer com uma frequência superior à recomendada. Os recentes avanços tecnológicos trouxeram grandes mudanças na sociedade, permitindo identificar situações complexas e atuar em tempo útil.

Quadro 5: Principais pontos da medicina preditiva

Medicina preditiva

- .. Prever a resposta de um indivíduo a um tratamento
- Adivinhar quais as pessoas que correm o risco de contrair uma determinada doença, seja devido à carga genética, ao historial familiar ou aos hábitos de vida.
- Prever a evolução de um paciente que sofre de uma doença.
- Antecipação que permite planear estratégias de prevenção, início precoce do tratamento, melhor prognóstico.

J.M. Piqué. Med. Clin.2013; 140(11): 514-519

A emergência de saúde pública de importância internacional (ESPII) causada pela COVID-19 levou os países a melhorar as suas capacidades
sistemas funcionais, em especial os relacionados com a coordenação de emergências, a vigilância colaborativa, os cuidados clínicos e a comunicação dos riscos e o envolvimento na comunicação. Na sequência da pandemia gerada pela transmissão zoonótica do coronavírus, os sistemas de preparação têm de ser reforçados: conseguir identificar, antecipar e detetar a emergência de agentes patogénicos potencialmente pandémicos com base numa abordagem "Uma Só Saúde" que integre a saúde animal e humana; criar capacidades essenciais de saúde pública e mobilizar pessoal para a vigilância, a deteção precoce e a divulgação de informações sobre surtos e eventos semelhantes; reforçar os sistemas de saúde com base na cobertura universal de saúde e assegurar que têm a capacidade de fazer face a um aumento da procura de serviços clínicos e de apoio ; e criar sistemas de proteção social para

salvaguardar os vulneráveis e não deixar ninguém para trás.

Na sequência dos ensinamentos retirados da pandemia de COVID-19, os sistemas de saúde devem estar permanentemente preparados para a resposta a surtos epidémicos, com estratégias para o intercâmbio rápido e atempado de informações relevantes sobre agentes patogénicos, amostras e sequências genéticas, a fim de apoiar a vigilância e a resposta em matéria de saúde pública, incluindo a identificação de contramedidas eficazes; regulamentos para garantir que o mundo tenha igual acesso à informação sobre estes e outros regulamentos; para destacar rapidamente equipas da OMS para investigação e resposta rápida; para manter as cadeias de abastecimento mundiais; e para prevenir riscos zoonóticos. Recomenda-se vivamente a realização de exercícios anuais de simulação multissectorial ativa para avaliar continuamente os riscos e as medidas de acompanhamento para a atenuação, a aprendizagem transnacional e a responsabilização, e para estabelecer mecanismos de avaliação independentes, imparciais e regulares.

Neste contexto, o conceito de medicina preditiva, que começou a desenvolver-se a partir do conhecimento do sistema de histocompatibilidade, está a ganhar força com as descobertas da medicina genómica. A medicina preditiva pode ser considerada como a identificação de possíveis doenças que podem afetar indivíduos saudáveis. A gestão da doença está a evoluir para uma abordagem mais pessoal e individualizada à medida que se tornam disponíveis mais dados sobre aspectos clínicos, bioquímicos, radiológicos, moleculares, histopatológicos e genéticos.

A análise preditiva tornou-se a peça central de qualquer estratégia de análise dos cuidados de saúde. É atualmente uma ferramenta essencial para medir, agregar e compreender dados comportamentais, psicossociais e biométricos que, até há pouco tempo, não estavam disponíveis ou eram extremamente difíceis de captar. A nível individual, a análise preditiva pode ajudar as instituições de saúde a prestar os cuidados certos, ao doente certo, no momento certo. Do mesmo modo, pode permitir que os sistemas de saúde identifiquem e compreendam tendências mais alargadas, conduzindo a estratégias de saúde pública.

A medicina preditiva permite também identificar indivíduos que não têm uma determinada predisposição ou que estão mesmo protegidos por uma resistência genética específica. Assim, o objetivo da medicina preditiva é identificar a suscetibilidade ou a resistência a determinadas doenças no indivíduo saudável. Uma grande mudança de paradigma de uma situação corretiva para uma situação preditiva, antecipando os factos, utilizando toda a tecnologia disponível para prevenir a ocorrência de eventos que afectam a saúde individual ou colectiva. Os progressos no domínio do diagnóstico de saúde permitem prever e antecipar o comportamento das doenças. Ao contrário de muitas intervenções preventivas que visam grupos, a medicina preditiva é feita numa base individualizada.

Se é verdade que os cuidados de saúde primários são uma etapa a que se deve dar prioridade, não são suficientes para atingir a cobertura sanitária total da população, nem podem indicar quais as patologias que, a prazo, podem tornar-se um encargo para o Estado.

Muitos sistemas de saúde dão pouca importância à prevenção para se centrarem unicamente no modelo curativo, ou seja, esperar que as pessoas apresentem as suas patologias para poderem receber cuidados médicos, de modo a que as doenças só possam ser consideradas curadas quando surgem no horizonte.

O modelo preditivo é o oposto, não se espera que as patologias ocorram, mas podem ser previstas e antecipadas para que não se tornem problemas de saúde pública.

Para implementar este modelo, é necessário dispor de todos os recursos, e é o Estado que deve proporcionar a grande maioria deles, como uma infraestrutura de comunicações que chegue a todos os cantos do território, já que a Internet é o meio de comunicação ideal, e através desta rede podem estabelecer-se redes de profissionais de saúde capazes de estudar os diferentes casos para emitir conceitos que determinem quais os que potencialmente se podem converter em riscos para a saúde, e com este conhecimento difundi-lo ao resto do território, o que poderia evitar perdas sanitárias e económicas por não os considerar oportunamente.

O modelo preditivo em saúde pública deve basear-se, antes de mais, na vigilância epidemiológica, utilizando todas as ferramentas tecnológicas ao seu dispor para conhecer antecipadamente a sequência de casos que, através de uma investigação detalhada, acabarão por se tornar patologias crónicas que exigirão os escassos recursos do país, que podem ser investidos noutros aspectos económicos.

A concretização desta nova forma de implementar a prestação de cuidados de saúde seria bem-vinda a um modelo de saúde preditivo em que os determinantes sociais da saúde fossem considerados prioritários.

Para desenvolver um modelo preditivo de saúde pública, é necessário:

Ser capaz de identificar, de forma proactiva, significativa e qualitativa, as condições a nível do grupo, do agregado familiar e do indivíduo que possam ameaçar a saúde e o bem-estar dos residentes, das famílias e dos indivíduos, e ser capaz de trabalhar em todos os sectores para ultrapassar, reduzir e transformar. no contexto da superação das desigualdades. Ajudar a manter um sistema de informação centralizado gerido por todos os agentes de saúde e um sistema contínuo de rastreio, investigação e monitorização da saúde para prever parâmetros de desenvolvimento, comportamentais e sócio-epidemiológicos em todas as regiões. Planificação e capacidade de realizar actividades de promoção e de prevenção adequadas e precisas a nível coletivo, familiar e individual.

Capítulo 10

Administração da saúde

O sucesso na gestão exige uma aprendizagem tão rápida como o mundo está a mudar.

Warren Bennis

A gestão da saúde é uma parte da ciência da gestão geral que introduz os conceitos de planeamento, organização, direção e controlo das organizações para atingir os objectivos de eficiência e eficácia organizacionais através da otimização dos recursos financeiros, técnicos e humanos necessários. A visão da gestão da saúde da população implica abordar os factores determinantes da saúde. Ao contrário dos cuidados personalizados, que se centram nos riscos e factores clínicos associados a doenças específicas. O método PLECOSER tem sido utilizado para processos de melhoria contínua da saúde a nível da população.

A gestão funcional do mercado dos serviços de saúde e a sua análise facilitada baseiam-se no pressuposto de que os serviços de saúde são desenvolvidos por prestadores de serviços que desenvolvem produtos utilizando mão de obra, oferta e tecnologia para promover, prevenir, diagnosticar, tratar e reabilitar uma determinada doença, melhorando assim o bem-estar e a qualidade de vida das pessoas.

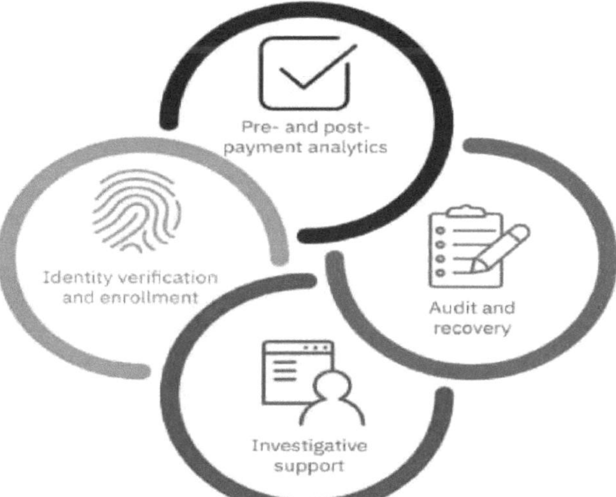

Figura 19: Gestão funcional no modelo de serviço

Com base nestes princípios, é necessário considerar, de uma forma geral, que os principais objectivos da gestão dos cuidados de saúde são a melhoria, a manutenção e a minimização dos riscos de gestão. A primeira fase de implementação de um modelo partilhado de gestão dos cuidados de saúde exige que os parceiros da organização façam parte do processo, para que se comprometam com a visão e a missão da organização e beneficiem assim de uma verdadeira transformação da gestão dos cuidados de saúde. Para isso, é importante planear, fazer um esboço dos processos que são executados por área, onde se acrescenta todo o caminho, mesmo as etapas mais fáceis devem ser descritas. Em resumo, a gestão da saúde é uma disciplina complexa e multidisciplinar que procura melhorar a eficiência e a eficácia na prestação de serviços de saúde. Através da aplicação de princípios administrativos, os gestores de saúde contribuem para garantir cuidados de saúde de qualidade, sustentáveis e centrados no doente.

Para ter uma abordagem adequada para avaliar a capacidade dos serviços de saúde para satisfazer as necessidades e a sua prestação à população, é necessário determinar como se estabelece a oferta e a procura de serviços de saúde, a partir do estabelecimento de uma sequência de bens e serviços produzidos por uma unidade de produção por determinados prestadores de serviços de saúde. É por isso que a saúde é entendida como um bem indispensável para a sociedade, razão pela qual é o Estado que deve cuidar dela para poder uniformizar os valores essenciais à satisfação das necessidades no âmbito da sua definição como bem público.

Ao abordar esta questão, é importante fazer referência ao comportamento dos diferentes actores que fazem parte do mercado da saúde. Em primeiro lugar, temos os utilizadores, que compreendem não só as pessoas, mas também os produtos de bens e serviços de saúde que fazem parte integrante do processo de prestação de cuidados.

Há que ter em conta que a prestação de serviços de saúde é oferecida pelas IPS, independentemente da sua natureza jurídica. Estas empresas ou instituições dispõem dos recursos produtivos, entendidos em termos financeiros; rendimentos, edifícios e tecnologia, bem como dos talentos humanos, que são organizados em termos de tempo de utilização ou horas de trabalho reservadas para a realização do trabalho de cuidados de saúde.

Para prestar serviços de saúde, é necessário misturar um conjunto de elementos chamados factores e utilizá-los da melhor forma possível, o que se designa por função produtiva. As matérias-primas a serem levadas em conta para a prestação de serviços de saúde são o trabalho, entendido como o total de horas oferecidas pelo pessoal ou talento humano em saúde, considerando apenas a parte de cuidados de saúde, e dentro do capital deve haver capital físico, que é entendido como os edifícios, instrumentos e insumos, além do talento humano, ou as habilidades que devem ser consideradas em conjunto com o talento

humano em saúde.
Os bens e serviços produzidos e oferecidos no mercado da saúde não cumprem apenas o papel de minimizar os custos, mas também interagem com uma procura existente, pelo que a sua eficiência terá de ser avaliada, entre outras coisas, principalmente pela sua estreita relação com a capacidade de satisfazer as necessidades de saúde de uma população.
Na descrição dos contextos e particularidades das necessidades de serviços de saúde, assume-se a intervenção de factores reguladores e de possíveis gerações de intervenção nos preços e na forma de apresentação dos bens e serviços a prestar. É necessário partir da consideração do indivíduo, disposto a consumir com o objetivo de maximizar o seu benefício. É necessário conceber uma estratégia com um sentido de orientação familiar e comunitária onde se possa implementar uma gestão integrada nos cuidados individuais e de grupo, de forma a planear, implementar e controlar as acções comunitárias, num contexto com uma visão de saúde familiar e comunitária que tem de ser conduzida pelo prestador primário.
Por outro lado, é necessário ter em conta os processos de gestão da saúde pública que o prestador primário executa, tais como: (i) a cooperação entre os diferentes sectores relacionados com a interação com os serviços sócio-sanitários; (ii) a gestão do conhecimento em termos de formação sobre deteção precoce, proteção concreta, análise, restituição, reparação e cuidados corretivos, tanto na gestão do talento humano como nos processos e procedimentos a realizar.
Deve ser entendido que a oferta pública de serviços de saúde está orientada para a identificação de uma profissionalização dos prestadores em prestadores primários em larga escala, e a oferta que está atualmente disponível com requisitos tecnológicos importantes é considerada como prestadores complementares e desta forma o objetivo da prestação de serviços de saúde é alcançado, na população com as suas particularidades, exigências e possibilidades em saúde, e desta forma é possível garantir uma oferta de serviços de saúde que está em sintonia com as suas situações e conveniências, o que permite alcançar os resultados de saúde e bem-estar.
A determinação da procura de serviços de saúde compõe-se como a soma de subgrupos populacionais indicados com determinadas caraterísticas, mas entrelaçados com um fator crucial que tende a minimizar o risco de contrair uma doença ou a gestão integral da doença a curto, médio ou longo prazo para que não se produzam efeitos negativos na pessoa. A alusão ao conceito particular de determinação da procura para os avanços incorporados na Metodologia decorre das análises e modelizações que têm vindo a ser

desenvolvidas por investigadores como Aday e Andersen (1995), onde se estabeleceu que a mudança de enfoque dos modelos de utilização dos serviços de saúde com um elemento de análise da família para o indivíduo se dirige especialmente ao problema da implementação de medidas ao nível da família, onde a diversidade dos membros da família é tida em conta como um indicador sumário do "estado de saúde da família".

A conformação e a organização dos serviços de saúde autorizados a prestar serviços e tecnologias de saúde de carácter individual e coletivo, com tendência para a resolução dos eventos mais frequentes, mas com menores exigências tecnológicas, de acordo com os regulamentos publicados pelo Ministério da Saúde e da Proteção Social. A parte primária da rede, apesar da sua conformação e estruturação, está subordinada à realização das actividades de saúde primárias solicitadas pela população a cobrir em função do seu estado de saúde e deve poder apoiar o desenvolvimento de actividades relacionadas com a gestão integral dos riscos, a saúde familiar e comunitária, os cuidados de saúde primários, a abordagem diferencial e os cuidados de saúde.

Nos Registos Integrados de Prestadores de Serviços de Saúde (RIPSS), o elemento primário enfatiza a "resolução dos eventos mais frequentes, a nível pessoal, familiar e comunitário, em todos os momentos do curso de vida e nos diferentes contextos", enquanto o elemento adicional é responsável pelas "acções individuais de maior complexidade nos cuidados, para as quais recorrem à referenciação do componente primário e à sua contra-referenciação, para garantir a integralidade e a continuidade dos cuidados".

Neste sentido, considera-se como elemento primordial o suporte estruturante da RIPSS para a prestação de cuidados de saúde integrais para os eventos ou pedidos de actividades e procedimentos mais relevantes, de acordo com as necessidades da população filiada na EPS, bem como a educação e promoção, a prevenção, a gestão integral do risco em saúde e a monitorização do cumprimento e segurança dos itinerários de cuidados de saúde integrais. Para o efeito, é necessário ter em conta, entre outros aspectos (i) o Departamento ou Distrito onde o EPS está acreditado para operar e, por conseguinte, a identificação e parametrização da população afecta ao EPS, (ii) a provisão, adequação e integralidade da oferta de serviços de saúde estabelecida para esse elemento, tendo em conta as caraterísticas da procura de serviços de saúde por parte da população e o ambiente geográfico definido e (iii) os componentes e instrumentos de acordo com o planeamento e especificamente concebidos para a administração para a prestação de serviços de saúde, conforme estipulado na Política de Cuidados de Saúde Integrais, para a prestação de cuidados de saúde e para a gestão global dos riscos para a saúde e dos percursos de cuidados de saúde integrais para grupos de risco plenamente identificados.

Questionário

1. Quais são as etapas do método PLECOSER utilizadas para a melhoria contínua na saúde?
2. Em que se baseia a gestão funcional do mercado dos serviços de saúde?
3. Que factores determinam a procura de serviços de saúde?
4. Como é orientada a prestação pública de serviços de saúde?
5. Qual é a importância da cooperação entre os diferentes sectores na administração da saúde pública?

Capítulo 11

Auditoria sanitária

Temos sempre muito a aprender em matéria de saúde Anónima

Sem dúvida, a melhoria da qualidade dos cuidados prestados ao paciente alcançou uma evolução significativa nos últimos tempos, tornando-se um elemento-chave para um diagnóstico e tratamento exactos, dando origem à profissionalização da Auditoria Médica como uma especialização dentro da prática da medicina.

O estudo metódico do processo de cuidados de saúde suportado pelo registo médico, a sua análise e avaliação face aos protocolos de diagnóstico e tratamento, tendo sempre presente a medicina baseada na evidência, permite que a auditoria médica seja tratada como uma especialidade essencial para as instituições de cuidados de saúde.

A auditoria sanitária torna-se uma parte importante da avaliação dos processos e do desenvolvimento de estratégias para a melhoria contínua dos sistemas de saúde. Trata-se de um sistema de avaliação metodologicamente desenvolvido, que dispõe de todos os meios de análise susceptíveis de orientar a pontuação e a melhoria dos processos de cuidados. É o ramo da medicina que efectua a revisão metódica e objetiva da organização do trabalho profissional e dos cuidados médicos, ou seja, a auditoria clínica.

A identificação da qualidade em saúde apresenta diferentes pontos de vista possíveis, não se trata apenas de ter de cumprir uma prescrição médica. São muitas as condições que entram em jogo, como a biodisponibilidade e a farmacocinética de um medicamento genérico, situações que não envolvem diretamente o médico, mas que são notoriamente comprometedoras no estudo dos resultados. A relação médico-doente marcada pelo conceito de cuidado, ao tornar a relação impessoal, impede a deteção de muitos sintomas psicossomáticos.

ANTECEDENTES

A primeira referência encontra-se no Código de Leis de Hamurabi, de 1750 a.C., onde aparece uma escrita em babilónico antigo inscrita numa pegada de diorito com cerca de três metros de altura; na sua parte superior, vê-se Hamurabi em relevo a receber as leis do deus Samash, que foi descoberta no Irão e mais tarde transferida para o Museu do Louvre, em Paris. Aceita a pena de Talião, a famosa lei do "olho por olho e dente por dente", e pune severamente a negligência.

Uma das grandes linhas orientadoras da medicina foi o *juramento de Hipócrates*, datado de 460 a.C., que afirma explicitamente numa das suas secções que "... ninguém que não saiba fazê-lo deve praticar a escultura em

bexiga", apontando precisamente para um tema de qualidade que, apesar da passagem do tempo, não foi conceptualizado na sua verdadeira dimensão.
No século XIX, na península do Mar Negro, durante a Guerra da Crimeia, em 1854, quando as nações da Inglaterra e da França invadiram a península na costa norte para favorecer a Turquia na sua guerra contra a Rússia, após o sucesso inicial na Batalha do Rio Alma, registou-se um número sem paralelo de mortes nos hospitais britânicos. Em janeiro de 1855, registaram-se 3168 mortes: 83 por ferimentos, 2761 por doenças infecciosas e 300 por causas não especificadas. Devido a esta situação, o parlamento britânico mandatou a enfermeira Florence Nightingale para se apresentar nos hospitais de Scutari, perto de Constantinopla. O relato sobre o Barrack Hospital é assustador, estava inundado de esgotos e não havia abastecimento de água potável, inferindo as condições daquela instalação. Depois de analisar a situação, propõe-se resolvê-la a curto prazo.
O caso do hospital de Scutari é um relatório pioneiro sobre a qualidade dos cuidados médicos e as soluções possíveis, e é importante sublinhar que, em Scutari, a taxa de mortalidade dos soldados admitidos no hospital desceu de 40% para 2% nos seis meses seguintes.
Em 1910, o Dr. Emory Codman, em Boston, Massachusetts, efectuou uma investigação retrospetiva de intervenções cirúrgicas após o ano da sua realização.
Em 1914, Ernest Codman, presidente do Comité de Normalização Hospitalar do Colégio Americano de Cirurgiões, declarou na altura que "o objetivo da avaliação de uma medicina de melhor qualidade" e, além disso, o reconhecimento e a classificação dos hospitais nos Estados Unidos.
Em 1918, o American College of Surgeons (ACS - U.S.A.) estabelece as bases para a conformação orgânica dos hospitais e as diretrizes mínimas para a obtenção da acreditação.
Em 1927, Gustav Ward, que efectuou uma investigação sobre a mortalidade pós-operatória e a infeção para cada cirurgião, publicou os resultados de 8 anos de trabalho nos hospitais femininos de Nova Iorque, comparando as taxas. Este método revelou-se supostamente eficaz.
Em 1928, Tomás Pontón ensinou um plano de contabilidade para serviços profissionais. Atualmente, a *Auditoria Médica* é um dos elementos importantes para a qualificação e o reconhecimento dos hospitais nos Estados Unidos e noutros países.
Em 1950, a Universidade de Michigan realizou um estudo-piloto em 15 hospitais e, após dois anos de aplicação pelo pessoal médico, foi institucionalizado.

Em 1955, Virgil N. Slee publicita o procedimento como um recurso para a Educação Médica Contínua, com o objetivo de reduzir a morbilidade.
Em 1963, a auditoria médica é utilizada em 281 hospitais de 41 estados americanos, alargando consideravelmente a cobertura inicial das 15 instituições em 1950, com hospitais até 975 camas.
Em 1980, a experiência anterior é alargada a todos os hospitais modernos, com base em procedimentos simples que se normalizam com resultados satisfatórios.
Abraham Flexner, em 1910, num relatório para a Fundação Carniege, afirmava literalmente que via "hospitais miseráveis, armadilhas mortais sem equipamento suficiente para efetuar um exame clínico normal" e levou o Colégio Americano de Cirurgiões a impor normas mínimas para a profissão e o ensino da medicina passou a ser da competência exclusiva das universidades.
Em 1972, foi aprovado nos Estados Unidos o Professional Standards Review Organisation (PSRO) Act.
Na Grã-Bretanha, em 1967, o relatório Cogwheel sobre a mortalidade materna e o Serviço de Aconselhamento Hospitalar (HAS), em 1969, foram os primeiros esforços de auditoria; no entanto, o documento "*Working for Patients*" constituiu um avanço na evolução da Auditoria Médica.
Na Colômbia, as normas legais que se referem à auditoria sanitária são as seguintes

- Lei 100 Título 4 Artigo 227
- Decreto 1570 de 1994
- Decreto 1486 de 1994
- Resolução 3905 de 1994
- Resolução 0320 de 1997
- Resolução 04252 de 1997
- Decreto 1011 de 2006
- Resoluções 1043 de 2006
- Resoluções 1445 de 2006
- Resoluções 1446 de 2006

Auditoria para a melhoria da qualidade nos cuidados de saúde.

Define-se como o mecanismo metódico e contínuo de avaliação e melhoria da qualidade em comparação com a qualidade esperada dos cuidados de saúde alcançada pelos utilizadores.
Os programas de auditoria implementados nas instituições devem estar em conformidade com a internacionalidade das normas de acreditação e ser melhores do que os indicados como essenciais no Sistema Único de Qualificação.

A Auditoria para a Melhoria da Qualidade dos Cuidados de Saúde engloba:

- Realizar actividades de avaliação, acompanhamento e melhoria dos processos estabelecidos como essenciais.
- Comparar a Qualidade Observada com a Qualidade Esperada, que deverá ter sido previamente definida através de diretrizes e normas técnicas, científicas e administrativas.
- A adoção, pelas instituições, de medidas destinadas a corrigir os desvios verificados em relação aos parâmetros previamente estabelecidos e a continuar a manter as condições de melhoria alcançadas.

A auditoria para a melhoria da qualidade dos cuidados de saúde deve ser aplicada tendo como primeira regra a saúde e a integridade do utente e em nenhum momento o auditor pode pôr em risco a vida ou a integridade do utente com a sua glosa.

As particularidades da Auditoria Médica, de acordo com a legislação colombiana, são esclarecidas por uma comunicação da Superintendência Nacional de Saúde, do Ministério da Saúde e da Direção-Geral de Controlo do Sistema de Saúde.

Em conformidade com as actividades de avaliação e de melhoria da qualidade dos cuidados de saúde, e até à normalização da prática da auditoria médica, os profissionais que exercem esta disciplina podem aplicar métodos de auditoria comummente aceites.

Os documentos de trabalho criados durante o trabalho de auditoria fazem parte dos relatórios de qualidade e devem ser apresentados quando solicitados pelas autoridades competentes no decurso de investigações e acções de vigilância e controlo.

A referida comunicação acrescenta, em relação a esta questão e de acordo com o exposto, que a Direção considera que as entidades administradoras podem recorrer a procedimentos e técnicas de auditoria geralmente aceites, mas que estas devem ser realizadas, em geral, com o objetivo de medir os cuidados prestados aos utentes e poder criar processos de melhoria.

No que diz respeito à pertinência da gestão e tratamento ordenados, a Direção considera que os Auditores Médicos devem manter o critério dos médicos assistentes que exercem os seus serviços de saúde de forma direta ao paciente e que dirigem a sua gestão de acordo com os seus conhecimentos científicos, a sua experiência, os guias ou protocolos de gestão implementados na instituição, as situações clínicas do paciente, entre outros elementos. Estas alegações são do ato médico como tal e as diferenças encontradas entre colegas devem ser esclarecidas pela Federação Médica Colombiana, de acordo com o disposto no artigo 31 da Lei 23 do ano de 1981 e não ser estes factores a glosar as contas.

Como conceber um programa de auditoria

1. Para planear, é necessário estruturar um plano de auditoria, que deve conter, pelo menos, as seguintes secções

- O âmbito
- O âmbito da auditoria
- A atualidade da aplicação
- Processos prioritários
- A equipa de auditoria
- O auditor principal
- Guias, normas, manuais
- Conceber os formatos
- Informar a pessoa responsável pelo processo a ser auditado da data de início da auditoria.

2. Ao desenvolver a auditoria, os passos seguintes constituem um guia para a execução da auditoria:

- Apresentar-se ao funcionário responsável pela zona.
- Explicar o procedimento a realizar, recolher informações utilizando relatórios estatísticos, dados, números, preencher formulários de auditoria.
- Acompanhar as actividades diárias através da análise do desempenho, envolver aqui todos os responsáveis por processos importantes para que participem ativamente no processo de AUTOCONTROLO.
- Recolher indicadores, identificando factores de risco (acontecimentos adversos).
- Conceber um formato para registar os resultados obtidos, com conclusões e recomendações.

3. Fazer recomendações.

- Destacar os pontos fortes encontrados.
- Estimular o comportamento de autocontrolo.
- Identificar claramente as não-conformidades detectadas
- Comunicar os desvios do processo a todas as pessoas envolvidas na deteção do evento.
- Informar a direção da obrigação de elaborar um plano de melhoria.

4. Devem ser programadas acções de acompanhamento, tais como:

- Os planos de melhoria
- Para intervenções resultantes de recomendações de auditoria
- À implementação de acções corretivas e preventivas
- Os indicadores avaliados

Para um processo de auditoria abrangente, deve existir uma equipa multidisciplinar, liderada por um auditor principal que dará prioridade aos processos importantes e ao plano de ação a implementar pela equipa de auditoria.

1. Verificar se a instituição cumpre as normas do processo de habilitação. A HABILITAÇÃO proporciona segurança ao utente, uma vez que este é tratado em instituições que cumprem as normas estabelecidas, que são estritamente estruturais, mas que devem ser cumpridas.
2. Se a instituição cumpre 100% das normas do processo de acreditação, deve continuar com o trabalho de conseguir a ACREDITAÇÃO, que vai para além do cumprimento dos requisitos mínimos, vai aos processos e à tentativa de os melhorar, ao planeamento contínuo onde o único beneficiário deve ser o utente, tudo circunscrito ao modelo de melhoria contínua, motivando a cultura do autocontrolo, do crescimento organizacional onde todos os colaboradores da organização são incluídos com o reconhecimento constante do seu talento, competitividade e formação sustentada dentro do seu processo e com aqueles com quem se relacionam. A acreditação não é mais do que um método de prevenção de complicações.
3. A auditoria deve ser um processo estável e metódico de acompanhamento dos processos organizacionais que foram previamente estipulados como principais, ou seja, aqueles que têm a ver com o atendimento direto do utente desde o momento em que entra até que sai do processo que lhe prestou o atendimento, cumprindo todas as suas perspectivas. Deve conter as seguintes tarefas, consoante a organização interna do processo de auditoria.

- Auditoria pré-faturação
- Resposta às glosas
- Avaliação das diretrizes de prática clínica
- Controlo da variância da aplicação das orientações de prática clínica e dos protocolos de cuidados.
- Programas de eventos sentinela
- Programas de eventos adversos
- Mortalidade institucional provavelmente evitável
- Mortalidade materna e perinatal evitável
- Eventos adversos de medicamentos evitáveis
- Protocolo de revisão da utilização do internamento hospitalar
- Cancelamento de cirurgias
- Monitorização dos doentes para consultas crónicas
- Avaliar a adequação da utilização dos medicamentos
- Avaliação da gestão das listas de espera
- Inquéritos de satisfação dos utilizadores (incluindo a análise das

percepções em relação às expectativas)

- Grupos de discussão
- Sistemas de Petições, Queixas e Reclamações

4. Incluir a avaliação de comités hospitalares normalizados e obrigatórios que possam ser aplicados de acordo com o tipo de entidade.

- Comité de Ética Hospitalar
- Comité de Transplantação
- Comité de Infeção, Profilaxia e Política de Antibióticos
- Comité de Farmácia e Terapêutica
- Comité de Vigilância Epidemiológica
- Comité Técnico - Científico
- Comité do Banco de Sangue
- Comité de Ensino e Investigação
- Comité da História Clínica
- Comité de Emergência

Capítulo 12

Ferramentas de tomada de decisão

Uma boa decisão baseia-se no conhecimento e não nos números.

Platão

A gestão atual exige uma tomada de decisão rápida, o que se reflecte no custo de oportunidade. Um gestor deve ter plena confiança nas ferramentas que pode utilizar para tomar decisões.

Os mecanismos recomendados para a tomada de decisão na adoção do modelo PLECOSER não são exclusivos de outros mecanismos ou modelos desenvolvidos, mas estes conceitos podem facilmente conduzir ao desenvolvimento de sistemas de gestão eficientes.

Mecanismos de apoio à tomada de decisões:

- Listas de controlo
- Comités de trabalho
- Diagrama de Pareto
- Diagrama de aranha

Existem muitos outros mecanismos, mas estes são recomendados porque são simples de aplicar e podem ser utilizados em diferentes fases do processo de gestão.

Listas de controlo

A lista de controlo é um mecanismo que ajuda a estabelecer o desenvolvimento do processo e o cumprimento das tarefas.

Quando é que deve ser utilizado?

A lista de controlo pode ser utilizada em qualquer altura em que seja necessário garantir que foram tomadas todas as medidas ou acções necessárias para a gestão dos dados e a tomada de decisões.

Porquê fazer a lista de controlo?

1. Determinar o objetivo dos dados que estão a ser recolhidos.
2. Definir o tipo de dados necessários.
3. Identificar onde os dados devem ser recolhidos.
4. Identificar junto de quem os dados devem ser recolhidos.
5. Determinar se os dados estão disponíveis.
6. Determinar os métodos a utilizar para recolher os dados.
7. Determinar a quantidade de dados que devem ser recolhidos.
8. Decidir quem recolhe os dados.
9. Determinar o período de tempo.
10. Decidir como é que os dados serão analisados.

- Gráficos de controlo
- Histogramas

- Diagrama de Pareto
- Folha de análise

11. Fazer boas perguntas. As perguntas de informação devem ser direcionadas e precisas.
12. Auditar o processo de recolha, validar os dados.

Comité de Trabalho

A relação entre o pessoal de uma organização pode ser concretizada através do trabalho individual e/ou do trabalho em equipa; na segunda condição, a comunicação é necessária para reunir e tomar decisões.

Comités de trabalho, como desenvolvê-los:

- Enviar a ordem de trabalhos e as informações importantes antes da reunião.

Reunir todas as informações necessárias para a tomada de decisões antes da reunião e enviá-las à pessoa responsável pela coordenação das actividades a discutir; se houver algo a fazer para preparar e decidir, realizar reuniões separadas e conferências telefónicas ou pessoais para compreender e tomar conhecimento de novas ideias e/ou dificuldades a discutir na reunião seguinte; definir as informações a levar para estudo, justificação.

- Emitir a agenda de trabalho.
- Definir o objetivo da reunião.
- Limitar a participação na reunião. Só deve estar presente o número de pessoas necessário.
- Planear o tempo da reunião. A reunião deve ser concebida para cumprir os objectivos da reunião; deve durar apenas o tempo previsto.
- Definir a responsabilidade de cada participante. Definir as actividades a tratar, indicando as pessoas que serão responsáveis pela sua coordenação.
- Definir o local, a data e a hora da reunião.
- Estabeleça actividades concretas e limites de tempo para as realizar.

Para que o comité seja bem sucedido, deve

- Iniciar a reunião à hora estipulada. Não esperar pelos atrasados, pois isso penalizará os que forem pontuais.
- Designar um relator de actas, coordenar o tempo e ser específico na discussão dos pontos a debater.
- Coordenar as actividades através da agenda e não se distrair dela.
- Evitar interrupções. Perguntas no final
- Avaliar os principais pontos resultantes da reunião.
- No final da reunião, finalizar as conclusões.
- Terminar a tempo.

Pós-comité:

- Redigir a ata da reunião. Incluir na ata as decisões, as pessoas responsáveis pela coordenação das actividades decorrentes da reunião e fixar datas de compromisso. Quando a ata estiver disponível, distribuí-la o mais tardar 72 horas após o final da reunião.

- Acompanhamento. A pessoa responsável pela reunião deve acompanhar a evolução e os resultados dos acordos alcançados na reunião.
- Faça um inventário das reuniões em que participa e avalie se são produtivas; se é você que deve participar, deve utilizar a informação para melhorar o seu próprio desempenho.

Diagrama de Pareto

No início do século XX, Vilfredo Pareto (1848-1923), um economista italiano, efectuou uma investigação sobre a riqueza e a pobreza. Descobriu que 20% das pessoas controlavam 80% da riqueza em Itália. Nos seus estudos posteriores, Pareto observou muitas outras distribuições semelhantes. No início dos anos 50, o Dr. Joseph Juran encontrou provas da existência de distribuições *8020* numa grande variedade de situações. Em particular, o evento parecia ser encontrado sem desvio em problemas relacionados com a qualidade. Uma frase comum para a regra 80/20 é que ela vem de "80% do nosso negócio vem de 20% dos nossos clientes".

Por conseguinte, a ANÁLISE DE PARETO é uma fórmula que separa os "poucos vitais" dos "muitos triviais". Um gráfico de Pareto é utilizado para separar graficamente os aspectos importantes de um problema dos não importantes, para que uma equipa saiba para onde dirigir os seus esforços de melhoria. Reduzir os problemas mais importantes (as barras mais altas num gráfico de Pareto) será mais útil para a melhoria global do que tentar reduzir os problemas menores. Numa base regular, para uma questão, 80% dos problemas cairão. Para as restantes questões, entre 2 e 3 questões serão responsáveis por 80% dos problemas.

O gráfico de Pareto pode ser utilizado nas seguintes situações:

- Quando é necessário chamar a atenção para problemas ou causas de uma forma metódica.
- Ao analisar os diferentes conjuntos de dados.
- Procurando as causas profundas dos problemas e estabelecendo a importância das soluções.
- Quando os dados podem ser classificados em categorias.

O método de Pareto é um método muito utilizado para a análise de dados e, por conseguinte, prático na procura da causa principal durante um esforço de resolução de problemas. Permite observar quais os problemas de maior relevância, dando aos grupos a oportunidade de estabelecer prioridades. Em casos frequentes, alguns problemas são responsáveis por uma grande parte do impacto negativo na qualidade. Ao centrar a atenção nestes problemas importantes, podemos obter o maior ganho possível com os nossos esforços para melhorar a qualidade.

Uma equipa pode utilizar o gráfico de Pareto para vários fins:

- Estudar os resultados.
- Planear a melhoria contínua.
- Os gráficos de Pareto são especialmente valiosos como imagens de "antes e depois" para demonstrar os progressos efectuados. Como tal, o gráfico de Pareto é uma ferramenta de análise simples mas poderosa.

Os passos seguintes são utilizados para efetuar o método de Pareto:

1. Selecionar categorias lógicas para o tópico de análise identificado.
2. Recolher dados.
3. Ordenar os dados da categoria mais elevada para a mais baixa.
4. Totalizar os dados para todas as categorias.
5. Calcule a percentagem do total que cada categoria representa.
6. Desenhar os eixos horizontal e vertical em papel milimétrico.
7. Traçar a escala dos eixos verticais esquerdos para a frequência.
8. Da esquerda para a direita, desenhe uma barra para cada categoria por ordem decrescente.
9. Trace a linha de percentagem cumulativa que mostra a parte do total que cada categoria de problema representa.

- No eixo vertical direito, em frente aos dados brutos no eixo vertical esquerdo, registe 100% na frente do número total e 50% no ponto médio.

10. Traçar a linha de percentagem acumulada.

- Começando pela categoria mais elevada, coloque um ponto no canto superior direito da barra.
- Adicione o total da categoria seguinte à primeira e coloque um ponto por cima da barra que mostra a percentagem acumulada. Ligue os pontos e registe os restantes totais acumulados até atingir 100%.

11. Dê um título ao gráfico, acrescente as datas em que a informação foi recolhida e a fonte dos dados.
12. Analisar o gráfico para determinar os *poucos vitais*.

Um gráfico de Pareto é um gráfico de barras que lista as categorias por ordem decrescente da esquerda para a direita.

Uma equipa pode utilizar um gráfico de Pareto para:

- Analisar as causas
- Estudar os resultados e planear a melhoria contínua

Ao tentar interpretar o gráfico de Pareto, há que ter em conta que, por vezes, os dados não indicam uma distinção clara entre as categorias.

Este problema manifesta-se de duas formas:

- Todas as barras de um gráfico de Pareto têm mais ou menos a mesma altura.
- É preciso mais de metade das categorias para somar mais de 60% do defeito de qualidade.

Em qualquer dos casos, parece que o princípio de Pareto não se aplica. Uma vez que o princípio de Pareto se tem revelado válido em literalmente milhares de eventos, seria altamente improvável que se encontrasse uma exceção. É muito mais provável que simplesmente não tenha sido escolhida uma repartição adequada das categorias. Neste caso, é necessário estratificar os dados de uma forma diferente e repetir novamente a Análise de Pareto. As percentagens podem nunca ser exactas, mas os grupos geralmente percebem que a maioria dos problemas provém apenas de algumas dificuldades cuidadosamente estratificadas.

Carta de Radar (Diagrama de Aranha)

Um Diagrama de Aranha é uma ferramenta valiosa para mostrar graficamente as mudanças entre o estado atual e o estado ideal.

Um gráfico de radar é utilizado para:

- Apresentar visualmente as alterações entre o estado atual e o estado ideal.
- Mostrar alterações nos pontos fortes ou fracos da equipa ou da organização.
- Apresentar claramente categorias importantes de desempenho.

É importante utilizá-lo:

1. Formar a equipa.
2. Verificar os dados a representar.
3. Definir categorias de classificação (não mais de 10 e não menos de 4).
4. Construir o gráfico de radar:

- Desenha uma circunferência com tantos raios quantas as categorias.
- Escreve cada título no final de cada raio à volta do perímetro do círculo.
- Numere os raios de 0 (menor) a 10 (maior), começando com zero no centro da circunferência e terminando com 10 no perímetro.

5. Qualificar todas as categorias:

- Cada membro da equipa pode avaliar o ponto em que considera que a organização ou a equipa se encontra atualmente.
- Isto pode ser feito silenciosamente utilizando pontos adesivos.

6. A equipa pode desenvolver uma pontuação de equipa por consenso ou calculando uma média das pontuações individuais.
7. Definir a qualificação da equipa para cada categoria.
8. Interpretar e utilizar os resultados para melhorar.

9. Indicar a data no gráfico de radar.

Indicadores

Na implementação do modelo PLECOSER, é necessária a expressão quantitativa das variáveis em avaliação. Isto melhora o conhecimento sobre o comportamento de uma organização ou área administrativa ou assistencial, e estes dados, quando comparados com um padrão de referência, podem indicar os desvios do que é avaliado em relação ao que foi estruturado no planeamento do sistema.

Os indicadores não são mais do que expressões quantitativas que permitem analisar a empresa ou unidade nos domínios da eficiência, do cumprimento das actividades programadas, da satisfação dos utilizadores, etc.

Caraterísticas dos indicadores

- Denominação. A designação deve referir-se apenas à caraterística ou aos dados que estão a ser medidos.
- Objetivo de um código. Este é o objetivo para o qual o indicador selecionado deve ser gerado.

Níveis de referência

O ato de medir visa comparar, o que não é possível sem uma referência que permita examinar o valor de um indicador.

Existem diferentes níveis de referência:

- Nível histórico. É obtido a partir da análise de uma série temporal de um indicador, apresentando a sua evolução ao longo do tempo com essa informação e aplicando as técnicas de análise e projeção.

Nível técnico. O nível máximo de produção possível com uma determinada tecnologia, factores de produção, mão de obra e métodos de trabalho.

Sistema de informação

O sistema de informação deve garantir que os dados recolhidos para a produção de indicadores sejam oportunos, fiáveis e exactos, de modo a permitir a tomada de decisões racionais e eficazes.

Princípios dos sistemas de informação

- Gradualidade. A informação a fornecer deve ser desenvolvida e implementada de forma faseada.
- Simplicidade. As informações devem ser fornecidas de forma a que o seu conteúdo seja plenamente compreendido.
- Foco. A informação centrar-se-á na divulgação dos principais conceitos relacionados com os processos de tomada de decisão.
- Validade e fiabilidade. A informação será válida no sentido em que apresenta positivamente tópicos centrais e fiáveis em relação à medição do evento em todas as fases.

- Eficiência. Só devem ser selecionadas as informações relevantes para avaliação e melhoria.

Para cada indicador é necessário definir:

- Quem o comunica
- A quem comunicar o facto
- Com que frequência comunicar

Quadro 5: Caraterísticas dos indicadores

Nome do indicador	Nome que identifica o estado da caraterística ou evento a ser monitorizado. O nome deve ser expresso da forma mais específica possível, evitando incluir causas e soluções na relação. Exemplo: Número de emergências % de reencaminhamentos efectuados
Objetivo	Mede um facto ou uma caraterística.
Tomador de decisões	Para quem? indicador ocorre gestor, conselho de administração
Interpretação	O que é que isso significa?
Periodicidade	Com que frequência medir. Diariamente, semanalmente, mensalmente, semestralmente, anualmente, anualmente
Fonte de dados	Nome do documento ou formato em que são introduzidos os dados necessários
Responsável pela geração dos dados	A unidade e a posição da pessoa responsável pela recolha de dados e pelo fluxo de informação para a pessoa responsável pela criação do indicador.
Responsável por gerar o indicador	Unidade e cargo da pessoa responsável pela produção e transmissão do indicador aos decisores.

Quadro 6: Alguns exemplos de indicadores IPS

De oportunidade	- Oportunidade de nomeação para o gabinete do médico de clínica geral - Pontualidade na atribuição de marcações para a Consulta Médica Especializada - Proporção de cancelamento de cirurgias programadas - Pontualidade dos cuidados nas consultas de urgência - Pontualidade dos cuidados nos serviços de imagiologia
	- Pontualidade dos cuidados nas consultas de medicina dentária geral - Pontualidade da cirurgia programada

De Qualidade Técnica	- Taxa de readmissão de doentes hospitalizados - Proporção de hipertensão arterial sob controlo
De Gestão do risco	- Taxa de mortalidade intra-hospitalar após 48 horas - Taxa de Infeção Intra-Hospitalar - Proporção de vigilância de acontecimentos adversos
De satisfação	- Taxa de satisfação global

Fonte: Elaboração do autor

Quadro 7: Alguns exemplos de indicadores EAPB

De Oportunidade	- Oportunidade de atribuição de marcações na consulta de medicina geral - Pontualidade da atribuição de nomeações na consulta Médico especialista - Número de tutelas devido à não prestação de serviços POS ou POS-S - Atualidade da entrega de medicamentos nos POS - Pontualidade da cirurgia programada - Pontualidade das marcações nas consultas de medicina dentária geral - Pontualidade dos cuidados nos serviços de imagiologia - Oportunidade de encaminhamento no EAPB
Qualidade Técnica	- Proporção de calendários de imunização adequados em crianças com menos de um ano de idade - Oportunidade do rastreio do cancro do colo do útero
Gestão do risco	- Taxa de Mortalidade por Pneumonia em Grupos de Alto Risco - Rácio de Mortalidade Materna
De Satisfação	- Taxa de satisfação global - Proporção de queixas resolvidas no prazo de 15 dias - Taxa de transferência do EAPB

Fonte: Elaboração do autor

Indicadores recomendados para o IPS

TAXA DE MORTALIDADE TOTAL

- Definição. Proporção de altas devido a morte em relação ao número total de doentes que tiveram alta, num determinado período.
- Interpretação. Trata-se de uma medida indireta da capacidade de resposta da instituição hospitalar, o que significa que tem a ver com a gestão dos recursos para o atendimento da população a ser atendida, bem como com a capacidade

técnico-científica oferecida.

• Âmbito. Esta taxa de mortalidade hospitalar deve ser estudada em conjunto com outros aspectos que têm a ver com as condições de saúde anteriores do doente e com a própria patologia.

• Metodologia.

$$\frac{\textit{Número de egresos por muerte}}{\textit{Número total de egresos}} x\ 100$$

Número de altas devido a morte
Número total de altas

• Fonte. Estatísticas institucionais.

• Periodicidade dos relatórios. Mensal.

MORTALIDADE NAS PRIMEIRAS 24 HORAS NOS CUIDADOS DE EMERGÊNCIA

• Definição. Proporção de doentes que tiveram alta devido a morte durante as primeiras 24 horas do seu atendimento no serviço de urgência, relativamente ao número total de doentes atendidos nesse serviço durante o período.

• Interpretação. É uma medida indireta da capacidade de resposta da instituição no serviço de urgência.

• Âmbito. Para além das indicações para a interpretação do indicador de mortalidade geral, devem ser tidos em conta outros aspectos no atendimento de urgência que se prendem com a gravidade dos casos clínicos atendidos (Classificação de Triagem), o atendimento de urgência anterior do doente e a disponibilidade de um sistema de referenciação.

• Metodologia.

$$\frac{\textit{Número de egresos por muerte en las primeras 24 horas, de pacientes ingresados por urgencias}}{\textit{Número total de pacientes ingresados al servicio de Urgencias}} x\ 100$$

$$\frac{\textit{Número de altas devido a morte nas primeiras 24 horas, de doentes admitidos em caso de urgência}}{\textit{Número total de doentes admitidos no serviço de urgência}}$$

• Fonte. Estatísticas institucionais.

• Frequência. Mensal.

• Observações. Deve ser mantido um registo dos doentes admitidos no serviço de urgência. Além disso, incluir dados sobre os doentes que são encaminhados para outros serviços.

INFECÇÕES HOSPITALARES

• Definição. A proporção de doentes que contraíram a infeção na instituição.

• Interpretação. As infecções hospitalares são uma medida indireta de algumas caraterísticas de qualidade que se prendem, por um lado, com a segurança enquanto redução do risco de contrair uma infeção no ambiente hospitalar, na medida em que a instituição dispõe dos requisitos mínimos de estrutura e de processos destinados a esse fim, como as medidas de biossegurança, de acordo com a complexidade e o volume da atividade desenvolvida. A racionalidade técnico científica que tem a ver com a utilização de diretrizes de gestão para entidades clínicas específicas como a cirurgia em doentes sépticos, a antibioterapia, os protocolos de seguimento de infecções nosocomiais.

- Âmbito de aplicação. É necessário ter em conta outras variáveis, como a própria patologia, a complexidade e a especialização da instituição que presta os serviços.

- Metodologia.

$$\frac{\textit{Número de infecciones intrahospitalarias}}{\textit{Número total de egresos}} x\ 100$$

Número de infecções nosocomiais
Número total de saídas

- Fonte. Estatísticas institucionais.
- Periodicidade. Os relatórios serão mensais.

TEMPO DE ESPERA PARA ACEDER A UM SERVIÇO

- Definição. O tempo de resposta, em dias correntes, que decorre entre a data do pedido de serviços a uma instituição prestadora e a prestação efectiva dos serviços.
- Interpretação. A medição do tempo de espera traduz o tempo de resposta da instituição hospitalar à procura de serviços e reflecte a acessibilidade e a oportunidade dos serviços prestados pela instituição prestadora de serviços.
- Âmbito de aplicação. Uma das limitações é a oferta de serviços em algumas regiões.
- Metodologia.

Consulta geral. Dias da Consulta Geral - dia do pedido de marcação.

Consulta externa especializada. Dia em que se realiza a consulta de especialidade - dia em que é pedida.

Cirurgia electiva. Dia da cirurgia programada - dia do pedido de marcação da cirurgia.

- Fonte. Registos de consultas e registos de cirurgias.
- Periodicidade. O corte para o cálculo destes tempos de resposta deve ser efectuado no final de cada mês.

READMISSÃO NO SERVIÇO DE URGÊNCIA (MENOS DE 72 HORAS)

- Definição. Readmissão ou readmissão de doentes no serviço de urgência no prazo de 72 horas após a alta.

• Interpretação. Este indicador dá-nos conta da qualidade dos cuidados de saúde em termos de racionalidade técnico-científica e de eficácia do diagnóstico e do tratamento aplicados na assistência aos doentes, bem como da capacidade de resolução da instituição na educação dos doentes.

• Âmbito de aplicação. Acompanhamento do tratamento imposto pelo médico assistente e dos autocuidados. Quanto a possíveis enviesamentos na medição, haverá utentes que poderão voltar a entrar noutra instituição prestadora e, até ao momento, não conseguimos captar essa informação.

- Metodologia.

Número de readmissões no serviço de urgência em menos de 72 horas --- X 100

Número total de doentes registados no serviço de urgência

• Fonte. Dados estatísticos do serviço de urgência.

• Frequência: mensal.

PERCENTAGEM DE DOENTES PÓS-CIRÚRGICOS READMITIDOS NO PRIMEIRO MÊS

• Definição. Proporção de reentrada ou readmissão de pacientes na instituição de saúde, até um mês após a alta, de pacientes que foram submetidos a uma intervenção cirúrgica.

• Interpretação. Este indicador dá-nos conta da qualidade dos cuidados de saúde em termos de racionalidade técnica e científica, bem como da continuidade e da globalidade dos cuidados prestados aos doentes.

• Limites de interpretação. Acompanhamento do tratamento imposto pelo médico assistente. Em termos de possíveis enviesamentos na medição, haverá utentes que poderão ser readmitidos noutra instituição prestadora e, até agora, não conseguimos captar essa informação.

• Método de cálculo.

$$\frac{\textit{Número de reingresos al servicio de urgencias en menos de 72 horas}}{\textit{Número total de pacientes registrados en el servicio de urgencias}} x\ 100$$

Número *de readmissões de doentes pós-cirúrgicos no prazo de um mês após a alta*

Número total de altas cirúrgicas

• Fonte. Estatísticas institucionais.

• Frequência. Mensal.

O ACONTECIMENTO-SENTINELA

O indicador de acontecimento sentinela designa todos os acontecimentos adversos ou complicações que ocorrem durante os cuidados de saúde, que são mais atribuíveis aos cuidados de saúde do que à doença subjacente e que podem levar à morte, à incapacidade ou à deterioração do estado de saúde do doente, ao atraso na alta ou ao prolongamento do tempo de permanência no

hospital.
Alguns exemplos:
- Suicídio de um doente psiquiátrico hospitalizado
- Admissão não programada na UCI após um procedimento que implique a administração de anestesia
- Doentes com pneumonia broncoaspirativa em pediatria ou UCI neonatal
- Doentes com úlceras posicionais
- Distócia inadvertida
- Choque hipovolémico pós-parto
- Mães com convulsões intra-hospitalares
- Cirurgia na parte errada ou no doente errado
- Doentes com hipotensão grave após a cirurgia
- Doentes com enfarte nas 72 horas seguintes à cirurgia
- Readmissão no hospital pela mesma causa num prazo de 15 dias
- Cirurgias ou procedimentos cancelados devido a factores atribuíveis ao desempenho da organização ou do médico
- Doentes com trombose venosa profunda que não são monitorizados para testes de coagulação
- Readmissão no serviço de urgência pela mesma causa no prazo de 72 horas.
- Parto incorreto de um recém-nascido
- Roubo de crianças intra-institucional
- Fuga de doentes psiquiátricos internados
- Utilização intra-institucional de substâncias psicoactivas
- Retenção de corpos estranhos em doentes hospitalizados
- Queimaduras provocadas por lâmpadas de fototerapia
- Rutura prematura de membranas sem conduta definida
- Revisão de próteses articulares devido ao início tardio da reabilitação
- Deslocação pós-cirúrgica em próteses da anca
- Acidentes pós-transfusionais
- Pneumotórax por ventilação mecânica
- Asfixia perinatal
- Deterioração da classificação de Glasgow do doente na escala de Glasgow sem tratamento
- Sequelas pós-reanimação

Eventos-sentinela na seguradora
- Tutelas por não prestação de serviços POS
- Afiliados duplicados
- Queixas relativas à não prestação de serviços POS
- Doentes insatisfeitos com o que consideram ser barreiras injustificadas no

acesso aos cuidados de saúde

- Pedido de transferência antes do período mínimo legal
- Doentes que falecem enquanto se encontram em lista de espera para autorização ou realização de um meio auxiliar de diagnóstico ou de um procedimento relacionado com uma doença.
- Complicações imputáveis à indisponibilidade de fornecimentos ou medicamentos
- Complicações dos doentes ou falhas na continuidade do tratamento imputáveis aos longos tempos de espera
- Atrasos no fornecimento de insumos ou medicamentos devido a procedimentos administrativos.

Capítulo 13

Sistema de gestão da segurança e saúde no trabalho

Trabalhar em segurança é como respirar: se não o fizermos, morremos Jerry Smith

Dentro das bases do modelo PLECOSER, o sistema de gestão de segurança e saúde ocupacional é uma amostra a ser seguida do sistema de gestão, que tem como objetivo antecipar, reconhecer, avaliar e controlar os riscos ocupacionais que possam afetar a segurança e saúde ocupacional. Então é prudente analisar a Resolução 0312 de 2019 que revoga a Resolução 1111 de 2017, onde são estabelecidos os padrões mínimos para o Sistema de Gestão de Segurança e Saúde Ocupacional e a implantação do SGSST de uma empresa.

Para além de promover uma cultura de prevenção de riscos profissionais em que todos os intervenientes no sistema participam ativamente, incluindo todos os trabalhadores independentemente da sua forma de contratação, este regulamento é utilizado para a gestão e implementação do modelo PLECOSER. Desta forma, o SG-SST disponibiliza às empresas, incluindo as prestadoras de serviços de saúde, um processo lógico, passo a passo, baseado na melhoria contínua que permite:

- Prevenção de acidentes de trabalho e de doenças profissionais
- Proteger e promover a saúde dos trabalhadores

As normas mínimas do SGSST são um conjunto de regras, requisitos e procedimentos obrigatórios para as entidades empregadoras e contratantes. Através delas é possível estabelecer, examinar e controlar as condições mínimas de capacidade técnico-administrativa e de suficiência financeira e patrimonial indispensáveis ao funcionamento e desenvolvimento do SGSST.

O domínio de aplicação e de cobertura do SGSST abrange todas as pessoas relacionadas com as seguintes áreas: - O domínio de aplicação e de cobertura do SGSST abrange todas as pessoas relacionadas com as seguintes áreas:

- Empregadores públicos e privados
- Recrutadores de pessoal no âmbito de contratos civis, comerciais ou administrativos, entre outros.
- Economia solidária e organizações do sector cooperativo
- Associações ou associações que filiam trabalhadores independentes
- Empresas de serviços temporários
- Estudantes filiados no sistema de gestão dos riscos profissionais e trabalhadores em missão.

As normas de base para o SGSST de acordo com a classificação das empresas e a sua dimensão.

Tabela 8. Classificação das empresas segundo o número de trabalhadores

e o risco

Empresas	Classe de risco	Requisitos a cumprir (número de normas)
10 ou menos trabalhadores	I, II e III	7
De 11 a 50 empregados	I, II e III	21
Unidades de produção agrícola (até 50 trabalhadores)	I, II e III	3
Mais de 50 trabalhadores	I, II, III, IV e V	60
Qualquer número de trabalhadores	IV e V	60

As normas básicas de implementação do SGSST para as empresas de menor dimensão foram concebidas após se ter constatado a inviabilidade da aplicação integral da Resolução 1111 de 2017 sobre saúde no trabalho na Colômbia.
Como essa norma estabelecia mais de 100 requisitos (cada norma poderia conter, em alguns casos, mais de 3 requisitos) para a implementação do SGSST, muitos dos quais eram, na verdade, inócuos para uma gestão preventiva eficaz, foi necessário criar a Resolução 0312 de 2019.
A nova Resolução 0312 de 2019 sobre saúde no trabalho na Colômbia faz parte de um conjunto de decisões governamentais que visam facilitar e racionalizar os regulamentos que as empresas devem cumprir para poderem operar.
O objetivo final da implementação do SGSST e das 7 normas básicas da Resolução 0312 de 2019 é ajudar uma grande percentagem de empresas que fazem parte do fator económico do país, que é constituído por médias e pequenas empresas (MPME), a estarem preparadas favoravelmente, sendo fiáveis em termos de bem-estar, segurança e saúde no trabalho.
Ser capaz de gerir as suas variáveis no âmbito da aplicação do modelo PLECOSER, ou seja, pôr em prática cada um dos tópicos solicitados, conduzirá a uma cultura de prevenção e não de reação, demonstrando confiança na relação comercial.
As alterações à norma contribuem para a rápida adoção do número total de normas abrangidas pela Resolução 0312 de 2019, podendo argumentar-se que, na realidade, expiram mais de 100 requisitos para a implementação do SGSST, que em empresas mais pequenas ou no sector agrícola seriam difíceis de cumprir devido ao modelo de negócio da sua atividade.

Tabela 9. As 7 normas da Resolução 0312 de 2019

N.º padrão	Definição
1°	Projetista do sistema de gestão (técnico, tecnólogo, licenciado, especialista), o que implica a demonstração da sua missão através

	de uma carta ou ata, para além das suas certificações profissionais. Não é necessário contratar uma pessoa, mas o empregador deve ter a certeza de que dispõe de um apoio técnico sólido para cumprir todos os requisitos do processo em termos de saúde e segurança no trabalho.
2°	Apoio ao pagamento do sistema integral de segurança social (saúde, pensões e riscos laborais). Isso indica que a confiança que os clientes podem ter ao contratar uma empresa vai desde a qualidade do produto, pontualidade na entrega, e até mesmo o bem-estar de todo o pessoal envolvido na cadeia produtiva e/ou serviço comercializado, gerando um verdadeiro vínculo de confiança em quem contrata ou compra.
3°	Programa de formação, para o qual deve existir, no mínimo, um calendário e um formato para o registo das assinaturas. Embora a resolução 0312 sobre a saúde no trabalho na Colômbia não o estabeleça, uma empresa pode criar voluntariamente um documento que permita a avaliação de cada formação. O conteúdo do programa ou plano de formação, como é frequentemente designado, deve responder à expetativa de fornecer orientações sobre o risco prioritário que surgiu na empresa, a fim de avaliar os controlos administrativos a aplicar.
N.º padrão	**Definição**
	O objetivo é desenvolver as competências transversais do fator humano na empresa e garantir que estas competências possam ser a pegada que se reflecte no comportamento seguro de todo o pessoal durante o desenvolvimento da sua atividade.
4°	Plano de trabalho anual, que, conforme definido no Decreto 1072 de 2015, deve ser assinado pelo representante legal. É importante sublinhar que o plano de trabalho deve ser revisto em cada novo período, ou seja, ano após ano. Não é possível começar cada vez como se fosse a primeira vez, mas, pelo contrário, em cada período, os objectivos devem evoluir para mostrar a maturidade do sistema de gestão da saúde e segurança no trabalho. Inclui, naturalmente, a inovação e a aplicação de novas estratégias e tecnologias que contribuam para a prevenção de acontecimentos adversos, sejam eles acidentes ou doenças profissionais.
5°	Avaliações médicas profissionais que, tal como definido na

	regulamentação em vigor, devem responder a um *perfil de emprego* que deve incluir, para além das suas funções, as exigências próprias da pessoa em termos de competências e aptidões. Este documento é avaliado pelo médico em conjunto com a matriz de identificação dos riscos, de avaliação dos riscos e de avaliação, a fim de emitir o profesiograma, que constitui o guia para o centro médico se orientar sobre os exames físicos e laboratoriais a aplicar ao requerente ou ao trabalhador, conforme o caso, se se tratar de um exame médico periódico do trabalho. A Resolução 0312 de 2019 sobre a saúde no trabalho na Colômbia não a define, mas é importante apresentar uma carta com as recomendações médicas emitidas pelo médico avaliador para a
N.º padrão	**Definição**
	acompanhamento pela empresa do trabalhador que deve ser objeto de um controlo médico.
6°	Identificação de perigos, avaliação e análise de riscos (HHRA). O correto para cumprir essa norma solicitada pela Resolução 0312 do ano de 2019 para a adoção do SGSST de uma empresa, é ter um procedimento documentado que defina os responsáveis, metodologia, critérios de avaliação e aferição, etc., que ajude qualquer pessoa com o conhecimento necessário a executar sem dificuldades as devidas atualizações toda vez que surgir uma mudança nos processos, prédio, um acidente grave ou fatal, doença ocupacional, entre outros. Noutro sentido, a matriz de identificação de perigos é um indicador que permite dar prioridade aos riscos mais críticos na empresa e procurar acções que ajudem a reduzir a exposição do pessoal. Trata-se de um documento totalmente ativo. Não pode ser deixado em arquivo e deve ser sempre consultado.
7°	Esta sétima norma é talvez a mais importante de todas as definidas pela Resolução 0312 de 2019 para a Saúde Ocupacional na Colômbia para pequenas empresas: é a aplicação de medidas de prevenção e controlo para todos os perigos e riscos identificados. Esta norma está realmente aberta às necessidades de prevenção de qualquer pequena empresa, porque se a organização tem um risco de altura, deve criar um programa de prevenção contra as alturas.
N.º	**Definição**

padrão	
	quedas, formulários de autorização de trabalho, formulários de análise de risco, etc. No caso das empresas com risco mecânico, devem documentar o programa de risco mecânico, o programa de bloqueio e rotulagem; se a empresa tem um risco biomecânico, deve efetuar a avaliação de risco com o apoio do fisioterapeuta ou ergonomista; se a empresa manuseia produtos químicos, deve cumprir a regulamentação de risco químico; deve rotular utilizando um sistema harmonizado a nível mundial; deve efetuar avaliações de higiene no trabalho, entre muitas outras actividades.

Fonte: Elaboração dos autores

A flexibilidade e o conteúdo das normas facilitam, facilitam o cumprimento e a verificação e, portanto, à medida que a empresa cresce e tem uma estrutura maior, capital, departamentos e pessoal especializado, terá de aplicar um grande número de normas de forma gradual até completar as 21 normas ou membros do SGSST se exceder a contratação de 11 a 50 pessoas ordenadas de acordo com o Decreto 1607 de 2012 com classe de risco entre I e III ou III, até atingir o cumprimento do total de 62 normas se a empresa vier a exceder a contratação de 50 ou mais trabalhadores ou se for classificada como risco IV ou V.

Embora as normas da nova Resolução 0312 de 2019 sejam as normas mínimas para o cumprimento do Sistema de Gestão de Saúde e Segurança do Trabalho, isso significa que uma pequena empresa pode implementar voluntariamente as normas que considerar essenciais de acordo com sua atividade.

Desta forma, a Resolução 0312 de 2019 é considerada um avanço para a implantação gradativa da saúde e segurança do trabalho nas pequenas empresas, todas aquelas que estão iniciando, as de pequeno capital, e na medida em que precisam adotar normas mais complexas ou avançadas, de acordo com as melhores práticas mundiais nesta área.

É importante notar que o cumprimento das 7 normas estipuladas na Resolução 0312 de 2019 não garante o cumprimento de todos os regulamentos relacionados com os riscos profissionais. Alguns empregadores e prevencionistas acreditam erroneamente que seu único dever em relação à gestão de riscos ocupacionais se restringe a cumprir apenas as sete normas estipuladas na Resolução 0312 de 2019 sobre saúde ocupacional na Colômbia. Mas é na mesma Resolução 0312 de 2019, em seu artigo 23, onde está estipulado que o cumprimento dessas sete normas, não dispensa o cumprimento de outras regras de riscos ocupacionais, para que a instituição ou empresa esteja sujeita a ter a vigilância da segurança e saúde no trabalho, juntamente com o comitê de convivência no trabalho, manter um plano de emergência se exigido pelo corpo de bombeiros do município correspondente, ter em mãos a política de segurança e saúde no trabalho conforme estipulado na circular unificada de 2004, providenciar a indução que deve ser escrita conforme estabelecido no Decreto Lei 1295 de 1994 e Resolução 2646 de 2008.

O exposto acima talvez demonstre a necessidade de reanalisar a identificação de todas as normas que possam ser aplicáveis fora das 7 normas estabelecidas na Resolução 0312 do ano de 2019 para a adoção do SGSST, testemunhar essa identificação e contratar os profissionais mais qualificados, experientes e competentes para fazer cumprir esses regulamentos, a fim de dar cumprimento perante o governo, os clientes, os trabalhadores e, de um modo geral, todas as pessoas que favorecem uma implementação precisa de um sistema de gestão da segurança e saúde no trabalho e uma aplicação sensata da Resolução 0312 do ano de 2019.

Por todo o exposto, a empresa deve envidar seus melhores esforços para demonstrar o atendimento aos padrões básicos da Resolução 0312 de 2019, a partir da análise dos indicadores de gestão que são a amostra da implantação e desenvolvimento do sistema de gestão de saúde e segurança do trabalho.

Contribuição dos estudantes de Administração Geral de Saúde para este capítulo

Gestão Integrada dos Riscos para a Saúde (GIRS)

É uma estratégia transversal da política integrada de cuidados de saúde, baseada na articulação e interação dos agentes do sistema de saúde e de outros sectores para identificar, avaliar, medir (da prevenção à paliação) e efetuar o acompanhamento e a monitorização dos riscos para a saúde de todos. Antecipa doenças e lesões para que não ocorram ou sejam detectadas e tratadas para evitar a sua progressão e consequências. Esta estratégia tem por objetivo alcançar um melhor nível de saúde da população.

A implementação da RSI num território tem por base as prioridades identificadas no Plano Territorial de Saúde, que é o instrumento que permite às entidades territoriais contribuir para a concretização dos objectivos estratégicos do plano decenal de saúde pública e do plano de desenvolvimento nacional, entre outros.

Os programas de gestão dos riscos surgiram em resposta aos avanços científicos que permitiram a quantificação do cancro. Ao longo do tempo, os programas de gestão dos riscos alargaram o seu âmbito e evoluíram.

A colocação da gestão dos riscos no quadro do cancro permite identificar dois momentos:

1. risco antes da doença: pessoas saudáveis expostas a desenvolver cancro devido a diferentes factores; biológicos, genéticos, sociais, ambientais, estilos de vida, entre outros.

A prevenção centra-se no auto-exame da mama, nas mamografias de rastreio e no rastreio do antigénio da próstata nos homens.

2. risco durante a doença: a patologia já está estabelecida e está relacionada com os possíveis resultados: desaparecimento da doença, diminuição da doença, progressão, ausência de alterações ou morte.

A gestão do risco de cancro na Colômbia é avaliada por indicadores. A avaliação dos indicadores tem uma gama de conformidade classificada como alta, média e baixa; existem 14 indicadores para o cancro da mama e 6 para o cancro da próstata.

Exemplos:

Indicador:

proporção de mulheres com cancro da mama que foram submetidas a estabilização TNM na CNR.

Resultado:

Foram considerados de cumprimento médio os seguintes países: sucre, la guajira, choco, atlántico, Magdalena e meta; os restantes tiveram um cumprimento elevado.

Indicador:

Proporção de doentes com cancro da próstata com estádio TNM.

Resultado:

A nível nacional, apenas 72,4% dos doentes são estadiados, 13 doentes estão abaixo deste valor, com valores que variam entre 68,8% em Nariño e 33,3% em Casanare.

Perguntas:

1. Qual é o objetivo da gestão dos riscos para a saúde?

A. Atenuar ou encurtar a progressão das doenças.

b. Atenuar ou encurtar as consequências das doenças.

c. a e b são verdadeiras.

d. Nenhuma das anteriores.

2. Como é classificado o risco para a saúde pública?

a. Risco primário e risco secundário.

b. Risco primário, risco secundário e risco terciário.

c. Risco primário e risco técnico.

d. Nenhuma das anteriores.

3. Que caraterísticas são tidas em conta para formar grupos de risco?

a. Tratamentos de alto custo

b. Doenças altamente crónicas

c. Doenças prioritárias em saúde pública.

d. Todas as anteriores.

4. O objetivo da estratégia ISWM é?

a. A articulação e a interação dos actores da saúde.

b. Identificar, avaliar, medir, intervir, acompanhar e monitorizar os riscos para a saúde.

c. Atingir um melhor nível de saúde da população, uma melhor experiência do utilizador durante o processo de cuidados e custos proporcionais aos resultados obtidos.

d. Nenhuma das anteriores.

5. Porque é que surgiram os programas de gestão do risco?

a. Surgiram para tratar doenças e traumas.

b. Surgiram para garantir a qualidade de vida

c. Surgiram em resposta aos avanços científicos que permitiram a quantificação do cancro.

d. Nenhuma das anteriores.

Capítulo 14

E-Saúde

Os seres humanos acrescentarão valor onde as máquinas não podem. À medida que a IA avança cada vez mais, a verdadeira inteligência, a verdadeira empatia e o verdadeiro senso comum serão escassos. Os novos empregos basear-se-ão em saber como trabalhar com as máquinas, mas também como tirar partido destes atributos humanos únicos.

Satya Nadella

A saúde em linha, termo que define as TIC utilizadas nos centros de saúde para a prevenção, o diagnóstico, o tratamento, a monitorização e a gestão da saúde, contribui para reforçar a saúde e aproxima-nos dos 4P da medicina: preditiva, preventiva, pessoal e participativa. A saúde em linha é um termo que engloba o conjunto de tecnologias da informação e da comunicação utilizadas como ferramentas no ambiente de cuidados de saúde relacionadas com a prevenção, o diagnóstico, o tratamento, a monitorização e a gestão da saúde, para poupar recursos nos sistemas de saúde e permitir-lhes aumentar a sua eficiência.

A Organização Mundial de Saúde define a saúde em linha como a utilização rentável e segura das tecnologias da informação e da comunicação para apoiar a saúde e os domínios relacionados com a saúde, incluindo os serviços de cuidados de saúde, a vigilância médica, a informação e a educação em matéria de saúde, o conhecimento e a investigação no domínio da saúde. As tecnologias da informação e da comunicação são apresentadas como uma oportunidade indiscutível para melhorar os vários processos associados à saúde.

Por conseguinte, para alcançar a perfeição nos cuidados prestados pelo sector da saúde, é necessário partir de um princípio inquebrável, como a relação médico-doente, um assunto muito delicado e humano na medicina.

Estes impressionantes avanços tecnológicos na medicina, se não forem controlados de forma consistente pelos seres humanos, podem transformar a relação médico-doente numa relação desumanizante e numa relação doente-dispositivo. Manter e melhorar a relação médico-doente é um dever inalienável de todo o pessoal de saúde, que constitui um princípio inviolável da prática dos cuidados de saúde.

A saúde digital é um conceito genérico de utilização das tecnologias da informação e da comunicação para melhorar a saúde individual ou da população em geral. A saúde eletrónica pode ser considerada um ramo da saúde digital, mais relacionado com o tratamento informatizado da informação sobre saúde, aplicado aos sistemas de saúde.

A disseminação das tecnologias da informação e da comunicação (TIC) na vida quotidiana de cada pessoa permite que estas fontes se tornem um parceiro estratégico para a saúde pública, quer no apoio à resolução ou prevenção de problemas de saúde, quer na melhoria do acesso aos sistemas e serviços de saúde.

A utilização da Internet e o uso indiscriminado de telemóveis permitem, por si só, a obtenção de uma grande quantidade de dados sobre a saúde e os comportamentos sociais de uma pessoa, incluindo os tipos de pesquisas na Internet e as palavras-chave utilizadas, as informações partilhadas nas redes sociais, por exemplo, estados ou tweets, os medicamentos comprados e onde foram comprados, os restaurantes visitados e as faltas à escola ou ao trabalho devido a doença, bem como várias acções regulares.

Se utilizados de forma adequada e ética, os dados armazenados através da utilização de novas tecnologias podem ajudar a expor avisos precoces e outros alertas de cuidados de saúde, o que ajudaria o sector da saúde pública, por exemplo, a detetar precocemente surtos e a rastrear casos com maior certeza, a identificar imediatamente doenças transmitidas por alimentos e a melhorar o tempo de resposta a situações de emergência e catástrofes, ao ser capaz de localizar pessoas feridas com maior rapidez.

Isto inclui vários produtos e serviços de cuidados de saúde, como aplicações móveis, telemedicina, dispositivos de monitorização portáteis e acessórios. Inclui também tudo o que está relacionado com os grandes dados, os sistemas de apoio à decisão clínica, a Internet das coisas ou os jogos de vídeo sobre saúde, para citar alguns.

A implementação das tecnologias da saúde inclui actividades destinadas a concretizar essas tecnologias em organizações ou processos que são implementados no sistema de prestação de serviços de saúde. Em particular, a ciência promove a utilização de tecnologias comprovadas, eficazes, eficientes e seguras, razoavelmente baseadas na segurança, na prática operacional dos serviços de saúde. Por conseguinte, foram publicados vários quadros analíticos e recomendações para a investigação sobre a implementação.

Para tal, temos de começar com a integração de elementos de saúde em linha na prestação de cuidados de saúde, incluindo um estudo de viabilidade que analise os factores que permitem e os obstáculos a uma inclusão adequada; infra-estruturais, sociais ou culturais. Esta fase deve basear-se em investigação especializada que avalie a necessidade de implementar a tecnologia no local ou serviço proposto para promover o acesso equitativo à intervenção ou tecnologia que está a ser desenvolvida. O passo seguinte é a adoção organizacional, o que significa que o mandato da organização decide

implementar a tecnologia nos seus processos. Estas decisões podem ser influenciadas por políticas internas e externas.
Enquanto a fase de implementação da saúde eletrónica se refere à adaptação, que envolve o aperfeiçoamento dos processos internos da organização, neste caso, os processos de cuidados de saúde, bem como a formação do pessoal da instituição na aplicação destas tecnologias a estes processos, promovendo a adoção das competências digitais indispensáveis.
Enquanto este processo de alinhamento está a decorrer, é necessário efetuar alguns testes para estudar o funcionamento dos processos. Uma medida ou estudo crucial é o da fidelidade, que se refere à investigação da medida em que uma atividade foi implementada tal como proposto num plano definido ou num protocolo de implementação, por oposição à medida da adequação, que trata da medida em que o plano ou a mediação é alterado pelos utilizadores ou pelo pessoal durante a implementação, a fim de satisfazer as necessidades individuais.
A investigação sobre a adaptação-aceitação da tecnologia por parte das pessoas envolvidas no processo de prestação de cuidados inclui estudos pormenorizados sobre a qualidade da utilização da tecnologia e a preferência dessas pessoas.
Os estudos de viabilidade, por outro lado, medem o grau de sustentação ou de generalização de um impacto ou de uma tecnologia numa organização de serviços de saúde. No âmbito deste tema, pode ser delegado o desenvolvimento de actividades de implementação normalizadas, a fim de normalizar os processos em função das mudanças que a incorporação de novas tecnologias da informação implica.
A este respeito, deve ser sublinhado o desenvolvimento de procedimentos operacionais normalizados ou de procedimentos específicos de conformidade técnica e deve ser incentivada a criação de um sistema de controlo técnico nesta fase.
Por último, a cobertura é a medida da população que beneficiará da adoção da tecnologia em relação ao seu consumo.
Por outro lado, a saúde em linha pode ser vista como incluindo várias aplicações que reflectem condições de trabalho específicas de uma forma integrada e podem ser incorporadas em experiências em diferentes áreas do sistema de saúde pública. Alguns estudos estabeleceram a eficácia e a eficiência (custo-eficácia) de componentes individuais da saúde em linha.
Em resposta a esta situação, a Organização Mundial de Saúde, a Organização Pan-Americana de Saúde, a Comissão Económica para a América Latina e as Caraíbas e a Organização para a Cooperação e Desenvolvimento Económico

desenvolveram políticas para promover a adoção das TIC nas instituições de saúde.

Sem dúvida, existem sérios desafios para o acesso, a implementação e o funcionamento destes componentes, principalmente nos países em desenvolvimento, a nível micro entre indivíduos, a nível meso entre estabelecimentos de saúde e a nível macro entre países. A este respeito, vários estudos sublinharam a necessidade de reforçar a política de saúde em linha e, simultaneamente, introduzir os seus diferentes elementos no sistema de saúde para melhor ter em conta os meios e as redes sociais. No domínio das tecnologias da saúde, o texto Implementation Science é um conjunto de conceitos e ferramentas que facilitam o estudo dos factores que permitem a adoção e a otimização das tecnologias da saúde com base em provas científicas (custo-eficácia).

Foram desenvolvidos vários conceitos analíticos a este respeito. O que se segue é um resumo de alguns dos diferentes elementos que compõem a saúde em linha, bem como uma pequena parte do processo de financiamento para o público e os profissionais de saúde em particular. Estas ideias foram utilizadas para propor uma abordagem de quadro concetual para examinar a implementação de cada componente da saúde em linha e o seu impacto na qualidade da prestação de serviços de saúde.

Componentes da saúde em linha

Atualmente, as TIC são consideradas de extrema importância para a prestação de serviços de saúde, uma vez que são consideradas contributos importantes para a organização integral dos sistemas de informação sobre saúde nas suas diferentes fases de aplicação à população ou aos serviços de saúde. Os sistemas melhoraram a comunicação entre os profissionais médicos, entre os profissionais médicos e os doentes, bem como entre os próprios doentes.

As novas tecnologias melhoraram os sistemas de arquivo e de gestão da informação através da digitalização dos dados contidos nos processos administrativos, como os dados dos utentes ou doentes, os recursos (financeiros, materiais e humanos) e as necessidades de saúde em geral (medicamentos, dispositivos médicos, entre outros).

Fundamentalmente, existem atualmente nos sistemas administrativos de serviços como a marcação de consultas para serviços de saúde (marcação digital de consultas médicas, dentárias, de psicologia, etc.), bem como serviços de laboratório clínico e farmácia, entre os principais.

Do mesmo modo, os processos de cuidados de saúde evoluíram no sentido da digitalização dos documentos, os registos médicos são transformados em registos médicos electrónicos (RME), as receitas médicas escritas em papel são convertidas em receitas electrónicas e os resultados das análises clínicas e da imagiologia ou radiologia deixam de ser analisados e entregues em suportes físicos para passarem a ser entregues em suportes digitais (Picture Archiving and Communication Systems, ou PAC).

Foi através do desenvolvimento das TIC que se deu a evolução dos sistemas de cuidados à distância através de dispositivos electrónicos, desde a utilização de sistemas telefónicos suportados pela Internet, que engloba um vasto conjunto de sistemas incluídos no conceito de telesaúde, que significa a prestação à distância de serviços preventivos, promotores de saúde ou curativos. Um vasto domínio da telessaúde é a telemedicina e as suas várias especialidades de cuidados (por exemplo, telerradiologia, telepsiquiatria, telereabilitação, telecirurgia, telecardiologia, etc.).

Esta tecnologia recente destaca-se pela sua capacidade de facilitar o acesso a serviços de saúde especializados para pessoas que vivem em zonas remotas (comunidades rurais, populações indígenas ou remotas).

O desenvolvimento extensivo das tecnologias de comunicação móvel, como os smartphones e os dispositivos vestíveis (tablets, pulseiras, relógios ou outros dispositivos), são utilizados para monitorizar as actividades (exercício físico) ou o estado de saúde dos indivíduos e o acompanhamento destes eventos e estilos de vida pelos profissionais de saúde para efeitos de tomada de decisões. Estes dispositivos ou instrumentos são cada vez mais utilizados em diferentes áreas e estão a tornar-se parte da chamada saúde móvel (m-Health). Nesta perspetiva de saúde pública, estes instrumentos ou dispositivos traduzem-se em oportunidades para poder intervir junto da população em contextos gerais como a promoção da saúde ou a recolha de informação sobre os hábitos, comportamentos ou estilos de vida das pessoas, o que se torna uma grande possibilidade para a divulgação de alertas de risco para a saúde que sirvam para o desenvolvimento de intervenções precisas e atempadas (sistemas de vigilância epidemiológica).

É também indispensável sublinhar como parte integrante da saúde em linha os sistemas de apoio à decisão clínica (SADC), dispositivos secundários que podem ajudar preferencialmente os profissionais de saúde a tomar decisões no decurso dos cuidados médicos, resultando num forte resultado para a segurança dos doentes. Estes sistemas têm sido injustamente designados como sistemas de conhecimento ativo que utilizam dois ou mais dados do doente para dar conselhos específicos a cada caso, ou como software ou programas criados especificamente como auxiliares de decisão clínica, em que as caraterísticas de um doente individual são adicionadas a uma base de dados sistematizada para a criação de conhecimento clínico, para além de avaliações

ou determinadas sugestões para o doente são expostas ao pessoal clínico e/ou ao próprio doente para que este possa tomar uma decisão, embora tenha havido alguma controvérsia sobre o que tem sido amplamente indicado como o conceito de ajuda à decisão, que engloba outros sistemas de apoio.
Existe uma grande variedade de tipos de utilização dos CDSS, consoante os tipos de eventos e o grau de realização e evolução dos sistemas TIC para os serviços de saúde. Por esta razão, é indicada uma classificação destes sistemas com base em cinco condições: os meios de utilização, as capacidades de conhecimento e de dados, o tipo de apoio à decisão clínica, o modo de envio da informação e a carga de trabalho ou o funcionamento do sistema. Esta parte inclui software ou programas apoiados por formulários ou calculadoras para a tomada de decisões (por exemplo, cálculos de depuração renal ou escalas para avaliar o estado de saúde do doente), bem como software ou programas especializados que identificam automaticamente erros durante a fase de prescrição de acordo com as caraterísticas do doente.
Além disso, outro ramo interessante da e-Saúde é a utilização de meios electrónicos ou sítios Web para educar os profissionais de saúde em programas de saúde, os utilizadores dos serviços e as pessoas em geral (e-learning), a fim de promover hábitos de boas práticas na prestação de cuidados de saúde (pessoal de saúde), bem como a promoção da saúde ou hábitos saudáveis (população). Além disso, a utilização de sítios Web traduz-se numa opção para os pacientes optimizarem a recolha de informações sobre a sua saúde, capacitando-os para participarem nas decisões ou para promoverem a comunicação com outros pacientes (ligados a redes sociais) e, assim, estabelecerem redes de apoio, o que seria muito importante em determinadas doenças crónicas (todos estes processos são conhecidos como e-patient).
As aplicações das TIC para a saúde que estão a ser utilizadas em alguns sistemas de saúde incluem

- Gerir o armazenamento, a análise e a utilização de grandes volumes de dados para a saúde pública, a vigilância epidemiológica, a promoção da saúde e a melhoria da qualidade dos serviços.
- Utilização de sistemas da Internet das Coisas para monitorizar a saúde e a atividade do doente internado ou ambulatório, utilizando dispositivos e sensores ligados à Internet, e acompanhar a gestão da terapia, como a dosagem de medicamentos.
- Sistemas de aprendizagem automática para facilitar os processos automatizados e a prestação de cuidados, melhorando o apoio à decisão clínica para o diagnóstico ou tratamento de doenças.
- Utilização de tecnologias de realidade virtual ou de realidade aumentada

para fins educativos, preventivos ou terapêuticos.

• Desenvolvimento da bioinformática e sua aplicação na medicina (informática biomédica).

• Desenvolvimento de sistemas de análise portáteis, dispositivos de análise clínica ou sensores, incluindo sistemas informáticos móveis.

É importante sublinhar que as diferentes partes da saúde em linha oferecem a oportunidade de combinar e ligar uma vasta gama de actividades, que podem constituir oportunidades para reforçar os sistemas de prestação de cuidados de saúde.

Atualmente, existem diferentes formas de a sociedade em geral acolher e apropriar-se das TIC para as utilizar na saúde, onde se encontram duas classes importantes de membros: a população total onde estão presentes os utilizadores dos serviços de saúde e os prestadores de serviços de saúde, sejam eles profissionais ou técnicos.

Talvez de uma forma indireta, a população pode obter informações sobre prevenção ou promoção da saúde através dos meios de comunicação social, como a televisão, a rádio, as mensagens de telemóvel ou a Internet nas suas diferentes particularidades. Além disso, por outro lado, a população pode apropriar-se com êxito de certas partes da saúde em linha, por exemplo, a pesquisa de informações sobre saúde ou a orientação através de dispositivos como o telefone (consulta telefónica) ou a Internet. Para tal, é necessário que as pessoas ultrapassem as barreiras (económicas ou socioculturais) ao acesso a estas tecnologias, decidindo utilizá-las e adquirindo as competências digitais necessárias para a sua utilização.

A apropriação-incorporação destas tecnologias pelas pessoas pode ser influenciada por diferentes elementos que podem ser internos ou externos. Os factores internos podem incluir a idade, o sexo, a profissão, a escolaridade, o estatuto socioeconómico e o estado de saúde; enquanto os factores externos podem incluir o ambiente social a que pertencem, o desenvolvimento das TIC no local onde trabalham, bem como as instituições ou serviços de saúde onde recebem cuidados e o efeito do pessoal de saúde que neles trabalha.

Neste caso, para que as pessoas que prestam os seus serviços no sector da saúde possam tirar partido destas tecnologias, as empresas de saúde em que trabalham devem ultrapassar as barreiras à entrada e promover a aplicação adequada destas tecnologias entre os seus empregados através da formação em competências ou capacidades digitais. É de salientar que alguns dispositivos podem ser utilizados pelos profissionais de saúde de forma voluntária e livre, tais como programas para smartphones ou sítios Web adequados que ajudam em diferentes processos envolvidos nos cuidados de saúde. Foram dados alguns exemplos teórico-conceptuais para explicar a utilização e o usufruto destas tecnologias nas organizações.

Até à data, foram efectuados vários estudos para estudar e analisar os acontecimentos acima referidos.

A aceitação e a utilização de elementos de saúde em linha são de uso preferencial para os profissionais de saúde, tais como registos médicos electrónicos, sistemas de diagnóstico eletrónico, sistemas de arquivo e comunicação de imagens, certos sistemas de apoio à decisão clínica, sistemas de telessaúde utilizados por instituições prestadoras de serviços.

Capítulo 15

Divulgação de conhecimentos

O investigador que não sabe o que procura não compreenderá o que encontra.

Claude Bernard

Durante a pandemia de Covid-19, as agências internacionais enviaram muitas mensagens sobre a importância de comparar a informação científica sobre as crises sanitárias. A importância da comunicação científica é fundamental para responder à necessidade de melhorar os conhecimentos. É de salientar que qualquer investigação realizada deve fornecer resultados exactos. Por conseguinte, os resultados obtidos na investigação não têm qualquer significado e valor se não forem comunicados através de publicação. Para além dos relatórios científicos e do enorme esforço de delimitação e harmonização de normas, também a produção de textos que reflectem os resultados de vários domínios científicos tem suscitado grande interesse e relevância. Desde a antiguidade que os seres humanos partilham conhecimentos e há indícios de escritos desenvolvidos para este fim antes de existirem normas sobre a forma de divulgar o conhecimento científico. Um dos mais antigos trabalhos científicos conhecidos data de 300 a.C.: os Elementos de Euclides. Mas foi só em 1946 que nasceu em Londres a Organização Internacional de Normalização (mais conhecida como norma ISO). Hoje em dia, é muito importante definir claramente os textos académicos e as suas especificidades, porque só assim os resultados se tornarão uma parte importante do campo de investigação.

A precisão, a clareza e a brevidade que caracterizam os documentos das mais variadas formas estão também associadas à expansão académica. Num ambiente académico, as competências e as capacidades de escrita devem ir muito além da sintaxe ou da estética clássicas, embora estes temas não lhes sejam estranhos, e mesmo áreas de estudo como as ciências sociais ou humanas permitem uma maior flexibilidade. Isto não significa que o objetivo dos textos A abordagem científica deve ser esquecida ou os seus conceitos e métodos devem ser deslocados.

Para exprimir o que precede, é necessário um objetivo comunicativo, com diferentes arestas onde todos os textos se encontram e como este processo se desenvolve profissionalmente de diferentes formas. Entre estas afirmações encontram-se importantes questões de identificação, tais como: comparar informação, verificar a sua validade e ser capaz de verificar as suas recomendações ou resultados. Outra questão distintiva é a objetividade, que se encontra entre os primeiros requisitos de validade científica e de estilo colocados pelas várias publicações, com um sentido de independência em

relação à área de especialização.
A generalidade, entendida como uma propriedade que favorece o mais alto nível de compreensão por parte dos destinatários do documento (especialistas ou não), também não deve ser ignorada.
De um modo geral, estas qualidades especiais podem ser melhor compreendidas através do conhecimento e da prática de técnicas de escrita metódica. Alcançar clareza, exatidão, brevidade, objetividade e generalidade não significa que toda a informação disponível deva ser utilizada para completar o texto em todas as circunstâncias; pelo contrário, devem ser criados parâmetros e filtros para ajudar a definir o que é incluído no conteúdo do texto, evidentemente, de acordo com o estilo padrão de citação e bibliografia.
Deste modo, a redação de artigos destinados a publicar os resultados da investigação científica torna-se parte da própria tarefa envolvida no processo de investigação e é indicada como um pedido para ordenar esses resultados, limitando-se ao que os produziu, bem como à extensão de novas descobertas ou ao conhecimento de tais evidências. Sem dúvida, a normalização do formato e do estilo é essencial não só para clarificar o seu âmbito, mas também para melhor implementar a investigação anterior que apoia os resultados. A este respeito, é importante permitir que as regras se destaquem na escrita, nas citações e nas referências; uma tal estrutura beneficia tanto quem desenvolve o texto como quem o vai ler.
As caraterísticas dos diferentes tipos de textos académicos são apresentadas a seguir.
Diferentes autores, escolas e bibliografias formulam uma série de textos que são considerados académicos.
Dentro do primeiro tipo de documento encontram-se as chamadas notas técnicas, definidas como textos curtos e concisos, centrados na descrição de mudanças em técnicas ou processos tecnológicos. O seu objetivo é centrar-se na descoberta de novas soluções, embora isso não signifique necessariamente novas contribuições ou descobertas no próprio domínio da investigação. A particularidade das publicações com descrição técnica é o facto de o próprio autor comentar a sua proposta. Trata-se de uma ferramenta muito utilizada em alguns domínios, mas não é um tipo de publicação que seja geralmente considerado como um foco central.
Outro texto de divulgação acadêmica cuja principal caraterística é a brevidade é o chamado Resumo, que não se apresenta por si só como um material independente, mas faz parte da organização de artigos, papers, relatórios de pesquisa, teses, dissertações e afins, é definido como uma descrição abreviada do assunto contido em um trabalho, utilizando uma linguagem clara e uma

redação simples e precisa.
Por sua vez, a sinopse e o resumo são responsáveis pela apresentação de conteúdos e/ou conhecimentos de forma precisa e abreviada. Estes formatos iniciais são normalmente utilizados com maior ou menor frequência, consoante as necessidades de divulgação do próprio autor ou da instituição.
As revisões sistemáticas, por outro lado, são responsáveis pela recolha de informação relativa a um tema e pela sua apresentação ordenada. Este formato, embora não seja uma publicação original, tem a grande vantagem de poupar muito trabalho e tempo nos aspectos técnicos da obtenção de informação específica. O seu principal objetivo é rever a literatura relacionada com o tema de investigação, contextualizá-la, analisá-la criticamente e tirar conclusões relevantes para o tema de investigação. Este tipo de escrita académica deve basear-se num estilo de esboço. É claro que a síntese não deve ser esquecida, mas deve mostrar a faceta do tópico analisado, de modo a tornar visível a ideia central apresentada pelo autor.
O estudo de caso, por sua vez, trata da investigação aprofundada que se realiza numa série de trabalhos centrados no julgamento de resultados, pesquisas, alternativas inovadoras e processos metodológicos nos mais diversos domínios. Refere-se a um método de ampla aplicação, com uma organização que possui resumo, apresentação, desenvolvimento, síntese, conclusão e bibliografia.
Por outro lado, diz-se que um relatório técnico-científico serve de referência para que um perito na matéria ou um leitor instruído avalie e/ou faça recomendações relacionadas com o estado da arte do relatório. problema ou processo através do qual se obtém um resultado. Os seus elementos limitam a apresentação deste tipo de informação informativa numa ordem sistemática ou cronológica. É geralmente composto pelas seguintes secções: Sumário, Introdução, Desenvolvimento, Conclusões e Recomendações, Bibliografia e Apêndice.
Os manuais também são frequentemente identificados porque servem como um substituto fácil para pesquisas de referência.
No entanto, devido às circunstâncias, estes artigos, embora também em forma de livro, são mais extensos do que o manual e complementam o seu conteúdo com uma abordagem crítica das questões que tratam.
Os ensaios, por outro lado, são exemplos de um determinado tipo de trabalho, produto de uma investigação caracterizada pela brevidade e onde se incluem comentários e reflexões sobre o tema de interesse. No entanto, é importante esclarecer que a extensão deste artigo é uma questão em que nem todos os autores estão de acordo, uma vez que alguns artigos são publicados como

livros, pelo que os artigos científicos não devem ser confundidos com artigos literários. A finalidade e a linguagem utilizada são os elementos que os diferenciam significativamente. Uma condição intrínseca ao ensaio é a sua forma de argumentar sobre o tema a que se refere e o facto de os argumentos terem de ser validados.

Monografias, que, de acordo com as regras estabelecidas, são consideradas mais extensas do que as teses e, nalguns casos, são publicadas num único volume. Para além de poder analisar um aspeto específico, pretende ser capaz de analisar um tema preciso de uma forma geral e abrangente, independentemente do assunto ou do domínio, com a profundidade e o detalhe dos elementos mais específicos. Para tal, são propostas duas abordagens: interpretativa e descritiva, devendo ser calculado o rigor científico dos métodos e técnicas utilizados para a análise. Se for um texto mais curto, pode tornar-se um artigo editável numa revista profissional.

Por outro lado, o artigo de investigação é um dos mais referenciados, utilizados e procurados pelas instituições e publicações, uma vez ajustado a determinadas normas padronizadas, ou através da criação de diretrizes próprias, como a possibilidade de o poderem rever nas suas páginas e nas actuais plataformas digitais.

Um dos objectivos deste tipo de texto académico é apresentar uma contribuição original de conhecimentos para a compreensão teórica e prática de um tema, para o avanço da investigação sobre esse tema ou para a sua aplicação, seja no domínio científico, técnico ou didático. Dentro de uma estrutura padronizada, determinada pela Introdução, Métodos, Resultados e Discussão (IMRyD), que pode variar de acordo com as necessidades específicas diretamente relacionadas com o tipo de investigação, a área de estudo, as normas institucionais ou uma determinada publicação.

Uma tese, por outro lado, é um texto que contém planos de trabalho e projectos preparatórios e é mais fácil de trabalhar no que diz respeito à organização da informação.

Entre elas, a redação da pergunta é muito importante para este tipo de texto, pelo que é necessário analisar e determinar a linha de pensamento, a profundidade, o período de tempo e o tópico específico e evitar atalhos. Resolução da questão-problema. Por outro lado, os argumentos, os objectivos, as hipóteses e as limitações temáticas facilitam a realização da investigação e, na maioria dos casos, fazem parte da organização deste tipo de texto.

A segunda questão mais importante é o sistema de referência, que inclui, entre outras coisas, os autores que publicaram sobre o tema e os resultados de estudos anteriores. Além disso, é necessário especificar o método, o

calendário, o orçamento e a bibliografia.
Note-se que, na elaboração de uma tese, deve ser seguida uma série de etapas, começando pela procura de informações, seguida da organização, redação e estilo, e da estrutura e apresentação, como elemento final da tese.
Além disso, é necessário sublinhar a declaração dos objectivos, que constituem o roteiro a seguir para dar resposta ao problema e que, no texto académico, se traduzem num guia para os fins e os recursos necessários para publicar o novo conhecimento.
Assim, em relação ao domínio de estudo, serão mais práticos ou teóricos, mas há que ter sempre em conta o seguinte ao redigi-los: A principal condição para que sejam exequíveis, lógicos e coerentes, é que sejam consideradas as possibilidades e as limitações.
Há duas perguntas que ajudarão a tornar este processo uma realidade: Como? e Para quê? A resposta a estas duas perguntas vai colocar-nos na rota dos objectivos específicos e gerais em conformidade. A clareza na redação dos objectivos é da maior importância.
Por outro lado, os objectivos mostram também o tipo de conhecimento que se pretende alcançar, razão pela qual é muito importante formulá-los adequadamente, ou seja, com um sentido de precisão em relação ao que se pretende exprimir.
Estes objectivos devem ser precisos, evitando redundâncias e parágrafos longos e pouco claros, e tendo sempre em conta todos os elementos que fazem parte da investigação.
Uma vez bem redigidos, os objectivos dão uma ideia do tipo de investigação, qualitativa ou quantitativa, e ajudam também a identificar a forma de abordar o tema da investigação e os objectivos da mesma.
Para tal, é essencial que mostre o processo e o conteúdo da investigação, bem como o avanço de novos conhecimentos.
É, portanto, a clareza e a precisão dos objectivos que conduzem, por sua vez, à escolha dos métodos e das técnicas para os atingir.
Na grande maioria das publicações científicas, é dada muita importância a esta secção, uma vez que é aqui que os autores mostram como chegaram aos seus resultados e a fiabilidade desses resultados, que são apresentados de forma mais pequena nas conclusões.
Assim, esta parte sintetiza a ideia central do texto e a explicação em que se baseia.
Por conseguinte, é necessário avaliar o que foi levantado, indicando o âmbito e as limitações e, ao mesmo tempo, demonstrando novos âmbitos provenientes deste tópico ou de novas questões.

BIBLIOGRAFIA

Ágora (2022). *Ideias. Análise da proposta de saúde do candidato presidencial Gustavo Petro.* https://agoraasuntospublicos.com/analisis-de-la- propuesta-de-salud-del-candidato-presidencial-gustavo-petro/

Barbera, M., Cecagno, D., Seva, A., Heckler, H., López, M., & Soler, L. (2015). Formação acadêmica do profissional das áreas de saúde e sua adequação ao posto de trabalho. *Revista Latinoamericana de enfermagem*, 23(3), 404-410.

Bautista-Espinel, G., Ardila-Rincón, N., Castellanos-Peñaloza, J., & Gene-Parada, Y. (2017). Conhecimento e importância, que os profissionais da área da saúde têm sobre o consentimento informado aplicado aos actos assistenciais da área da saúde. *Universidad y Salud*, 19(2), 186-196.

Betancourt, P., & Gonzáles, S. (2020). *Clima organizacional e motivação em enfermeiras do hospital nacional Daniel Alcides Carrión, Lima, outubro de 2019.* Lima: Universidade Norbert Wiener.

Betancourt, V. (2003). *Comunicação científica.* Finlay.

Bustamante, M., M. Lapo, C. Oyarzún e R. Campos (2017). Análise da Perceção do Professor em Três Universidades Chilenas após a Implementação do Currículo Baseado em Competências. *Formación Universitaria*, 10(4), 97-110.

Cancro Hoje (2020). *Visualização de dados.* https://gco.iarc.fr/today/home

Ceballos-Vásquez, P., Jara-Rojas, A., Stiepovich-Bertoni, J., Aguilera-Rojas, P., & Vilchez-Barboza, V. (2015). Gestão do cuidado: uma função social e jurídica das áreas de saúde chilenas. Áreas de la salud *atual en Costa Rica*, (29), 1-12.

Cevallos, G. (2015). *Manual de redação científica. O artigo científico.* Málaga: Servicios Académicos Intercontinentales Eumed.net. http://www.eumed.net/libros-gratis/2015/1499/index. htm.

Chaves, M., Menezes, M., Cozer, L., & Alves, M. (2010). Competências profissionais dos enfermeiros: o desenvolvimento de um método curricular como possibilidade de elaboração de um projeto pedagógico. *Áreas da Saúde Global*, 9(1), 1-18.

Clavijo, M., Romero, F., & Paniagua, M. (2016). Evolução da formação nas áreas da saúde. *Medwave*, 16(6): e6505.

Dandicourt, T. (2016). Competências profissionais para o especialista em áreas de saúde comunitária em Cuba. *Revista cubana de áreas de la salud*, 32(1), 16-26.

De Arco-Canoles, O., & Suárez-Calle, Z. (2018). Papel dos profissionais de saúde no sistema de saúde colombiano. *Universidad y Salud*, 20(2), 171-182.

Deming, W. E. (1989). *Qualidade, produtividade e competitividade: a saída da crise.* Díaz de Santos.

Donabedian A. (1969). *A Guide to Medical Care Administration. Medical Care Appraisal -Quality and Utilization.* Associação Americana de Saúde Pública.

Donabedian, A. (1986). Quality assurance in our health care system. *Quality assurance and utilization review*, 1(1), 6-12.

Donabedian, A. (1966). Evaluating the quality of medical care. *The Milbank memorial fund quarterly*, 44(3), 166-206.

Donabedian, A. (1984). *A qualidade dos cuidados médicos, definição e métodos de avaliação.* La Prensa Médica Mexicana

Donabedian, A. (2000). Avaliação da competência dos médicos. *Boletim do Órgão Mundial de Saúde*, 78(6), 857-860.

Feo, O. (2003). Reflexões sobre a globalização e o seu impacto na saúde dos trabalhadores e no ambiente. *Ciência, Saudade Coletiva*, 8(4), 887-896.

Flexner A. (1910). Medical Education in the United States and Canada. A Report to the Carnegie Foundation for the advancement of Teaching. *Boletim da Organização Mundial de Saúde*, 80, 594-602.

Garavito, M. (2019). *Competências pessoais necessárias para o exercício profissional da psicologia.* Duitama: Universidad Nacional, Abierta y a Distancia.

Gates, B. (2022). *Como evitar a próxima pandemia.*

Gaviria, D. (2009). A avaliação dos cuidados de saúde: um compromisso disciplinar. *Investigación y educación en Áreas de la salud*, 27(1), 24-33.

Gómez, M., & Laguado, E. (2013). Proposta de avaliação de práticas formativas em áreas da saúde. *Revista CUIDARTE*, 4(1), 502-509.

González, E. (2007). Teoria das partes interessadas. Uma ponte para o desenvolvimento prático da ética empresarial e da responsabilidade social das empresas. Veritas. *Revista de filosofia e teologia*, 2(17), 205-224.

González-Esteban, M., Ballesteros-Álvaro, A., Crespo-de las Heras, M., & Pérez-Alonso, J. (2016). Intervenções eficazes de tele-saúde no

Cuidados primários: revisão sistemática. *Evidentia: revista internacional de cuidados de saúde baseados na evidência*, (13), 55-56.

Guerrero-Núñez, S., & Cid-Henríquez, P. (2015). Uma reflexão sobre autonomia e liderança em áreas de saúde. *Aquichan*, 15(1), 129-140.

Juran, J. M. (1964). *Managerial breakthrough.* McGraw-Hill.

Juran, J. M. (1988). *Juran on planning for quality.* Free Press.

Kruger, C., Bauer, L., & D'Innocenzo, M. (2017). Uso da estrutura conceitual da classificação internacional sobre segurança do paciente em processos ético-

disciplinares nas áreas de saúde. *Global Health Areas*, 16(4), 151162.
Latrach-Anmar, C., Febré, N., Deandes, I., Araneda, J., & González, I. (2011). Importância das competências na formação das áreas de saúde. *Aquichán*, 11(3), 305-315.
Llinás Delgado, A. E. (2010). Avaliação da qualidade dos cuidados de saúde, um primeiro passo para a Reforma do Sistema. *Revista Salud Uninorte*, 26(1), 143-154.
Llinás, A. (2006). Manual de auditoría y gestión de calidad en salud: El modelo Plecoser. *Barranquilla: Universidade Simón Bolívar.*
Llinas Delgado, A. E. (2022). Retos de la educación superior después de la pandemia por sars-cov2. Revista Boletín Redipe, 11(11), 177-182. https://doi.org/10.36260/rbr.v11i11.1916
Milos, P., Bórquez, B., & Larraín, A. (2010). A "gestão do cuidado" na legislação chilena: interpretação e alcance. *Ciencia y áreas de la salud*, 16(1), 17-29.
Ministério da Saúde da Colômbia (2017). *Modelo Integral de Atención en Salud (MIAS)*. Minsalud
Ministério da Saúde e Proteção Social, Colômbia (2016). *Política de Atenção Integral à Saúde. Um sistema de saúde a serviço do povo*. Minsalud.
Ministério da Saúde e Proteção Social da Colômbia (2013, 28 de maio). Resolução 1841 de 2013. Pela qual se aprova o Plano Decenal de Saúde Pública 2012-2021. Diario Oficial No. 48811. https://www.alcaldiabogota.gov.co/sisjur/normas/Normal.jsp?i=53328
Ministério da Saúde e Proteção Social da Colômbia (2016, 25 de julho). Resolução 3202 de 2016. Pela qual se adopta o Manual Metodológico para o desenvolvimento e implementação das Rotas de Atenção Integral à Saúde - RIAS, se adopta um grupo de Rotas de Atenção Integral à Saúde desenvolvidas pelo Ministério da Saúde e Proteção Social no âmbito da Política de Atenção Integral à Saúde -PAIS e se emitem outras disposições. Jornal Oficial n.º 49947. https://www.minsalud.gov.co/sites/rid/Lists/BibliotecaDigital/RIDE/DE/DIJ/resolucion-3202-de-2016.pdf
Ministério da Saúde e da Proteção Social da Colômbia (2018). *Gestión Integral del Riesgo en Salud. Perspetiva desde el Aseguramiento en el contexto de la Política de Atención Integral en Salud.* Minsalud.
Ministério da Saúde e da Proteção Social da Colômbia (2018). *Política Nacional de Talento Humano en Salud: Dirección de Desarrollo del Talento Humano en Salud.* Bogotá: MinSalud.
Ministério da Saúde e da Proteção Social da Colômbia (1994). *La reforma a*

la seguridad social en salud. Volume 1: Antecedentes e resultados. Minsalud
Morfi, R. (2010). Gestão do cuidado em áreas de saúde. *Revista cubana de áreas de la salud*, 26(1), 1-2.
Morín, E., Complexidade restrita, complexidade geral, *Revista Estudios*, 8(93), 81-135 (2010)
Najman, J.M. (1982). The Definition of Quality and Approaches to its Assessment - Donabedian, a. *Community Health Studies*, 6, 311-312.
OMS (1986). *Carta de Otava para a promoção da saúde.* http://www1.paho.org/spanish/hpp/ottawachartersp.pdf
Organização Mundial de Saúde. (1994). *Tornar a prática médica e a educação médica mais relevantes para as necessidades das pessoas: A contribuição do médico de família.* OMS.
Organização Pan-Americana da Saúde. (2007). *Renovação da Atenção Primária à Saúde nas Américas: Documento de Posição da Organização.* OPAS.
Paravic, T. (2010). Os domínios da saúde e a globalização. *Ciência e Enfermagem*, 6(1), 9-15.
Passos Nogueira, R. (1997). Perspectivas da gestão da qualidade total nos serviços de saúde. *Série Paltex Sociedade e Saúde* 2000.
Pat, L., Cen, W., G., L., Andrade, N., & Ríos, M. (2021). Inovação na gestão de saúde: liderança transacional vs. transformacional para promover um clima organizacional positivo. *Revista Iberoamericana de Educación e Investigación en Áreas de la salud*, 11(1), 18-26.
Pérez, M., Enrique, J., Carbó, J., & González, F. (2017). A avaliação formativa no processo de ensino-aprendizagem. *Edumecentro*, 9(3), 1-20.
Piaget, J. (1980). *A psicogénese do conhecimento e o seu significado epistemológico.* In: Piattelli-Palmarini eds. Language and learning: The debate between Jean Piaget and Noam Chomsky. Londres; Routledge & Kegan Paul.
Pontón Laverde, G., Galán Morera, R., e Malagón Londoño, G. (2003). *Auditoria em saúde para uma gestão eficiente.* 2 ed. Médica Panamericana
Soto-Fuentes, P., Reynaldos, G. K., Martínez-Santana, D., & Jerez-Yáñez, O. (2014). Competências dos enfermeiros no domínio da gestão e administração: desafios actuais para a profissão. *Aquichan*, 14(1), 79-99.
Trincado, M., & Fernández, C. (1995). Qualidade em áreas de saúde. *Revista cubana de áreas de la salud*, 11(1), 1-2.
Valenzuela-Suazo, S. (2016). A prática das áreas de saúde como foco de reflexão. *Aquichan*, 16(4), 415-417.
Vygotsky, L. S. (1986). *Pensamento e Linguagem. Massachusetts*: The MIT press.

Vyotsky, L. (1978). *A mente na sociedade: O desenvolvimento dos processos psicológicos superiores*.

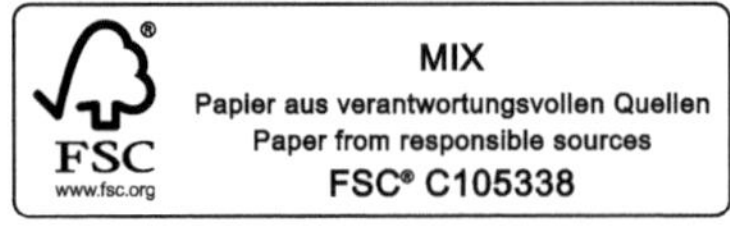

Printed by Books on Demand GmbH, Norderstedt / Germany